REPRODUCCIÓN EXPLICADA POR EXPERTOS

Reproducción explicada por expertos
D.R. © 2022 | Grupo EIRE | Sus autores
Primera edición, enero 2022
Segunda edición, abril 2022 | Editorial Shanti Nilaya®

ISBN | 978-1-957973-12-8
eBook ISBN | 978-1-957973-13-5

shantinilaya.life/editorial

Guía para pacientes

REPRODUCCIÓN EXPLICADA POR EXPERTOS

TUS PREGUNTAS
NUESTRAS RESPUESTAS

INSTITUTO DE FERTILIDAD

CARHA

CER SANTANDER

Fundación Clínica GOBEST

Next Fertility

CLÍNICA MEDRANO
Centro de Fertilidad-Fertility Centre

iera
instituto extremeño de reproducción asistida
quironsalud

almeríafiv
HOSPITAL VIRGEN DEL MAR

Clínica Sanabria
Centro Médico Quirúrgico Avanzado

vida RECOLETAS
medicina reproductiva

clínica fertia

GILABERT

CENTRO FIV BARCELONA
DR. JAVIER NADAL

embryocenter
CLÍNICA DE FERTILIDAD DESDE 1985

imar

Phi Fertility

GRUPO ESPAÑOL PARA LA
INVESTIGACIÓN EN REPRODUCCIÓN

El Grupo Español para la investigación en Reproducción (GEIRE) representa la materialización de un proyecto concebido por el doctor Alberto Romeu para llevar y potenciar la investigación en cualquier Centro, Unidad o Clínica de Reproducción española, independientemente de su tamaño o complejidad.

El concepto de Grupo lleva implícita la facultad de potenciar y hacer más capaz a cada uno de sus componentes, pero para que esta finalidad se cumpla es necesario marcar con claridad sus objetivos, contar con la solidaridad y el compromiso de cada uno de sus componentes y disponer de un líder que los dirija y sirva de referente tanto humano, como científico.

Este referente fue sobradamente ejecutado por el doctor Alberto Romeu Sarrió como Coordinador del Grupo desde su fundación hasta su cese en 2017, y continúa siéndolo en la actualidad desde el recuerdo y la admiración de todos los que lo conocemos.

A él, a su legado, va dedicado este libro.

El Grupo EIRE es una realidad desde el 12 de diciembre de 2014 y en la actualidad está integrado por centros de reproducción en Alicante, Almería, Badajoz, Barcelona, Cádiz, Granada, Jaén, Logroño, Málaga, Murcia, Palma de Mallorca, Santander, Sevilla, Valencia, Valladolid, Zaragoza, y cuenta con la colaboración especial de otro centro exterior en Irlanda.

Vicente López Villaverde
Coordinador del Grupo EIRE

1

Introducción

Dr. Alberto Romeu Sarrió

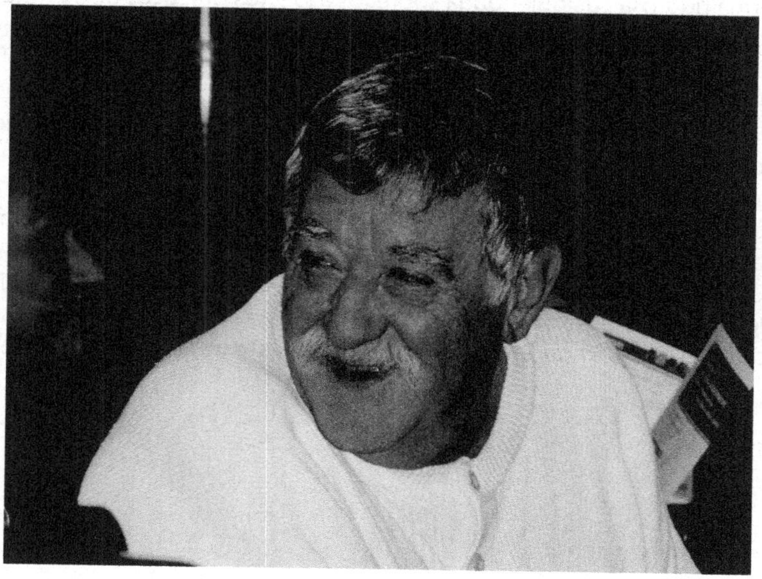

La historia de la reproducción asistida se remonta a muchos años atrás, pero la evolución que está experimentando la medicina de la reproducción en los últimos tiempos, tanto en sus métodos diagnósticos como en sus tratamientos, hace que haya una necesidad creciente por parte de los profesionales de explicar nuevos conceptos. Las personas que demandan atención en estos temas, a su vez, necesitan conocer y comprender su caso en particular, y resolver de forma adecuada todos los interrogantes que les plantean las distintas opciones para la resolución de su problema. Por otra parte, una adecuada información es imprescindible para que los pacientes sean partícipes en la toma de decisiones en un asunto tan importante para sus vidas como es la solución de un problema de infertilidad y el paso por un tratamiento de reproducción asistida.

El Grupo EIRE nace en 2014 de la unión de profesionales de los mejores centros de reproducción asistida a nivel nacional, con la misión de mejorar la atención de todas aquellas personas que presentan problemas de fertilidad, por medio de un programa de actividades de formación, investigación y divulgación social en el marco de la reproducción humana.

Una guía de información para pacientes es una aportación de indudable valor en cualquier circunstancia. Una obra de estas características, en la que han participado 20 expertos de distintos centros que conforman el Grupo EIRE, con un abordaje multidisciplinar, desde todas las perspectivas posibles y eminentemente práctico, tiene gran mérito y es una garantía de calidad.

El objetivo de esta Guía es acercar a las pacientes y sus parejas al entorno, a los profesionales y a los procesos que van a experimentar, ya que de esta manera podremos ayudarles a entender mejor lo que sucede durante todos los pasos de su estudio y tratamiento.

La Guía está concebida para dar respuesta a las cuestiones que se plantean las personas que están inmersas en un procedimiento de reproducción asistida o lo van a iniciar en algún momento, con un formato que pretende, por una parte, ampliar el conocimiento de los procesos reproductivos y de sus trastornos y, por otra, de aclararles de forma rigurosa cualquier duda sobre los aspectos prácticos de su tratamiento. Todo ello utilizando un lenguaje accesible, que facilita la lectura, apoyado por imágenes que mejoran su comprensión.

Está estructurada en 19 capítulos que abordan todas las preguntas y respuestas que se pueden plantear las y los pacientes antes, durante y después de cualquier tratamiento de reproducción asistida. Los primeros 8 capítulos abordan las causas de los problemas reproductivos y su estudio. En los 11 capítulos siguientes se tratan las diferentes técnicas de reproducción asistida y el problema de los abortos y de los fallos de implantación.

Esta Guía es el resultado del trabajo en equipo, que resume la experiencia de un grupo de profesionales expertos con pacientes que ya han vivido un proceso de reproducción. Ha sido un honor y un orgullo formar parte de este Grupo en sus inicios.

2

Disfunción reproductiva: ¿Qué diferencia existe entre esterilidad, infertilidad y aborto de repetición (pérdida gestacional recurrente)?

Dres. José Antonio Domínguez Arroyo, Nicole Carranza Maldonado

¿SABÍAS QUÉ... ?

La infertilidad es una condición médica única, porque afecta a una pareja más que a un individuo. En la literatura existe controversia sobre los términos utilizados, tales como subfertilidad, esterilidad, infertilidad.

Actualmente los términos de infertilidad y esterilidad están obsoletos, son restrictivos, mal percibidos por la sociedad y avergüenzan a quien lo padece. Además, proceden de una época en que ser estéril era serlo de verdad; es decir, sin posibilidad alguna de conseguir descendencia; todo lo contrario a lo que en la actualidad ocurre, en la que más de un 70% de las parejas con problemas de fertilidad lograrán tener descendencia gracias a los avances en la medicina reproductiva.

Con el término *fertilidad* nos referimos a la capacidad de una pareja para tener hijos. El concepto *infertilidad* corresponde a lo opuesto de fertilidad, es decir, a la incapacidad de una pareja para tener hijos. Si bien en la terminología española hasta hace unos años se diferenciaba entre esterilidad (dificultad para conseguir el embarazo) e infertilidad (dificultad para conseguir que los embarazos concluyeran en recién nacidos, es decir, parejas que consiguen gestación pero acaban en abortos), en la actualidad el Diccionario de la Real Academia de la Lengua Española los considera como sinónimos.

La *esterilidad* se define como la incapacidad para concebir tras uno o dos años de exposición al embarazo con un número adecuado de relaciones sexuales, 2 o 3 cada semana, lo que equivale a relaciones cada 3-4 días sin protección anticonceptiva. En mujeres >35 años y, especialmente, en las >38 años disminuyen no solo las posibilidades de concebir de forma natural, sino también con técnicas de reproducción asistida. La esterilidad se considera primaria cuando no se ha conseguido nunca una gestación y secundaria si se ha conseguido, haya acabado con recién nacido o con aborto.

La *Pérdida gestacional recurrente (aborto de repetición)* se caracteriza por la pérdida espontánea de 2 o más embarazos antes de las 20 semanas de gestación con feto menor a 500 g de peso (OMS).

La *Disfunción reproductiva* es un término que aglutina a todos los anteriores y que no tiene el carácter estigmatizador que socialmente representan algunos de ellos.

1. ¿Cuánto tiempo debe esperar una pareja para consultar con un especialista si no se consigue el embarazo?

En condiciones normales, la especie humana tiene alrededor de un 20% de posibilidades de conseguir un embarazo cada mes, con lo cual, al cabo de un año de búsqueda, el 84% de parejas quedan gestantes y a los 2 años el 92%.

El estudio de la pareja que no logra el embarazo debe iniciarse cuando no se consigue gestación tras 1 año de relaciones sexuales no protegidas en mujeres menores de 35 años, pero sólo esperaremos 6 meses en mujeres mayores de 35 años, debido al probable compromiso de la reserva folicular con la edad. Sería conveniente que desde el momento en que se detectaran problemas de fertilidad, se remitiese a una unidad especializada, para mejorar la eficiencia, efectividad del tratamiento y la satisfacción de la pareja.

Tras un periodo de 6 meses está justificado consultar si se desea realizar una primera valoración que permita programar una actitud expectante o activa (Gnoth et al., 2005).

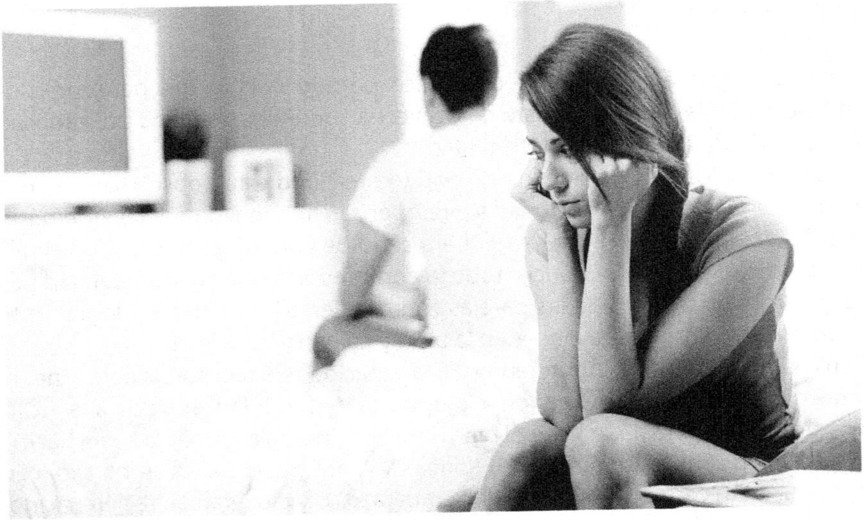

2. ¿El retraso en la edad para la maternidad condiciona peores resultados en los tratamientos?

La tasa de nacidos vivos por ciclo de tratamiento disminuye un 2% por cada año adicional (25.9% en <30 años, 6.1% en >40 años), en gran parte motivada por el aumento de abortos (2.1% en <35 años frente al 16.1% en >36). El porcentaje de nacidos por embrión transferido disminuye del 26.9% en menores de 35 años al 6.6% en mayores de 40.

La edad media al primer parto ha subido 3 años en los últimos 20 años y la edad media en la demanda de estudios de esterilidad en 4 años. Durante este periodo se ha multiplicado por cuatro la demanda en mujeres de >35 años y por 10 la percepción de una maternidad incompleta (menos hijos de los deseados).

A partir de los 30 años, por cada incremento de 5 años en posponer la gestación se multiplica por 2 la demanda a los centros de reproducción. A partir de los 25 años, un retraso de 2,5 años en la edad en la programación del primer embarazo supone un descenso del 5% de la fecundidad y un aumento del 32% en la proporción de parejas elegibles para tratamiento.

3. ¿Existe un límite social percibido para posponer la edad en la maternidad?

Según una encuesta europea, la mujer cree que puede posponer su deseo de fertilidad hasta los 40 años (50 años para el hombre) sin que esto suponga ningún obstáculo en la consecución del embarazo. En esta encuesta, en España la edad fue de 42.9 para las mujeres y de 46 años para el hombre.

Si a esa edad una mujer optase por comenzar un tratamiento de fecundación in vitro (FIV), la probabilidad de éxito sería inferior al 10%.

Edad social límite percibida para la gestación

Country	Women		Men	
	No. observed	Mean	No. observed	Mean
Austria	1147	43.8	987	51.1
Belgium	859	40.7	920	45.4
Bulgaria	555	41.2	582	45.4
Cyprus	475	42.7	458	48.2
Denmark	703	40.5	743	45.3
Estonia	736	43.4	672	51.2
Finland	938	42.6	887	50.5
France	979	42.1	949	47.7
Germany	1383	41.6	1362	47.4
Hungary	708	39.3	721	46.0
Ireland	754	42.2	768	47.0
Netherlands	900	40.8	930	45.7
Norway	847	41.7	856	47.3
Poland	775	40.8	776	46.7
Portugal	1056	42.8	951	48.3
Russia	1034	41.1	972	47.7
Slovakia	811	40.9	812	46.8
Slovenia	653	42.4	684	48.7
Spain	910	42.9	843	46.0
Sweden	899	42.6	926	47.8
Switzerland	894	41.7	819	47.2
UK	1139	42.6	1126	48.1
Ukraine	960	42.1	775	46.4
Latvia[a]	818	44.5	812	49.9
Romania[a]	976	42.8	908	47.4
Countries average[a]	21 909	41.7	21 239	47.3

España
mujeres: 42.9 años
hombres: 46.0 años

Billari 2011

4. ¿Qué antecedentes clínicos de la mujer o del varón aconsejarían adelantar la visita al especialista ante un problema de disfunción reproductiva?

Los siguientes antecedentes deberían anticipar una evaluación de la pareja: disfunciones ovulatorias (ciclos irregulares, ausencia de regla), los antecedentes de cirugía ovárica que haya podido reducir la reserva ovárica, la sospecha o presencia de enfermedad del útero o las trompas (antecedente de enfermedad pélvica inflamatoria) o endometriosis, así como el antecedente masculino de alteraciones del descenso testicular (pacientes operados de testículo en ascensor).

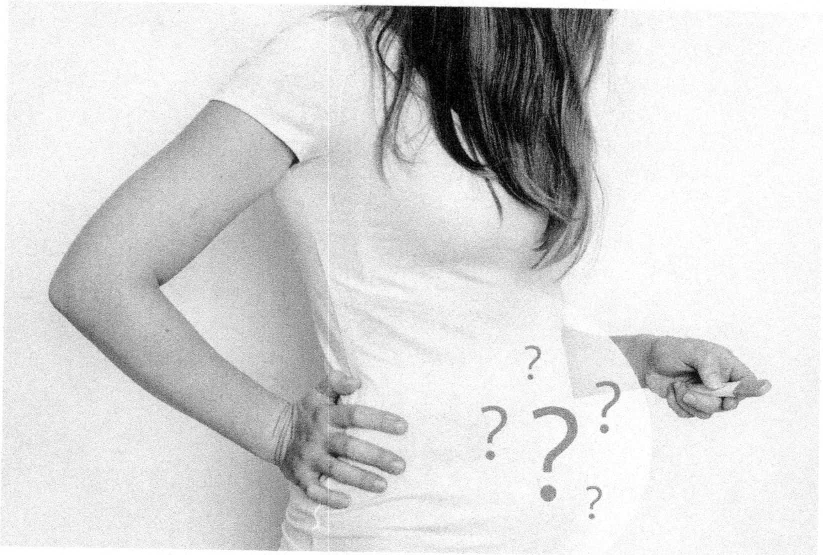

Otras situaciones que deben aconsejar una valoración precoz serían los antecedentes de tratamientos oncológicos (quimio o radioterapia) en algún miembro de la pareja y enfermedades víricas de transmisión sexual como las hepatitis B o C o el VIH.

En los casos de aborto de repetición se debe realizar un estudio tan pronto como la pareja lo solicite a partir de la segunda perdida gestacional, y hasta que no se concluya el protocolo de estudio se ofrecerá un método anticonceptivo.

3 Influencia de los agentes externos y del estilo de vida en la fertilidad

Dres. Vicente López Villaverde, Carlos Martínez García Otero, Rufino García Otero Reina

¿SABÍAS QUÉ... ?

Aunque la especie humana haya conseguido independizarse reproductivamente de su entorno continúa manteniendo mecanismos que bloquean su reproducción en situaciones de estrés físico, psíquico o metabólico. En estas circunstancias se alteran aspectos fundamentales, como su carga genética, microbioma o autoinmunidad.

El 10% de nuestro código genético está involucrado en la reproducción, una gran inversión que puede acabar interaccionando con los factores externos e internos y modificar nuestra herencia. Las anomalías genéticas representan el 50% de todas las causas de infertilidad.

Cuando nuestro microbioma, compuesto por más de 10^{13} microbios que colonizan de manera fisiológica nuestro organismo, se desequilibra, aumentan las enfermedades autoinmunes, la ineficiencia de los tratamientos de fecundación in vitro (FIV) o las complicaciones durante el embarazo. Condicionantes externos (ubicación geográfica, dieta, edad, higiene o actividades sexuales) pueden modificarla y afectar al éxito reproductivo.

La inmunidad también puede alterarse por el entorno y disminuir el potencial reproductivo. Las enfermedades autoinmunes son más frecuentes en la mujer que en el hombre y actúan sobre la reserva ovárica, la fertilización y la implantación. En el hombre pueden producir daño testicular y alterar la producción de espermatozoides o su capacidad para fecundar al ovocito.

Nuestro estilo de vida (EV), definido como el resultado de un conjunto de comportamientos o actitudes frente a entornos cotidianos (trabajo, actividad física, ocio, hábitos higiénicos, alimentación o edad a la que se decide tener hijos) puede atenuar o agravar el impacto reproductivo de algunos de estos factores, pero no el de otros, como los ambientales o la herencia genética, ya que su dependencia está lejos de nuestro comportamiento individual.

Informar, detectar y modificar aquellos hábitos que generan riesgos reproductivos debería constituir el primer paso para el abordaje preventivo o primario de la infertilidad.

1. Cómo influye la contaminación ambiental:

Un estudio que reunió a 43.000 hombres de países occidentales, concluyó que la presencia de metales pesados en el aire fue uno de los principales responsables de la disminución de la concentración de espermatozoides (más del 50%) entre 1973 y 2011. Este impacto afectó también a la vitalidad, calidad, motilidad y fragmentación del contenido genético de los espermatozoides. La contaminación del aire se relacionó con una disminución de la reserva ovárica en otro trabajo que incluyó 1300 mujeres durante un período de 10 años.

De los más de 87.000 contaminantes ambientales registrados, entre 800 y 1000 son disruptores endocrinos (EDCs), sustancias que pueden alterar la producción hormonal natural y disminuir la fertilidad. Ciertos productos que se utilizan para la limpieza del hogar o cuidado personal (cosméticos, perfumes, juguetes o alimentos) contienen estos EDCs (ftalatos, bisfenol-A y bifenilos policlorados (PCB)), que en los hombres alteran la calidad del semen y en las mujeres aumentan el desarrollo de endometriosis, ovario poliquístico y patología tiroidea. Además, la exposición a estos EDCs durante la vida intrauterina podría alterar la formación de los folículos en el feto e influir posteriormente en la pubertad, ovulación, fecundidad, fertilidad y menopausia.

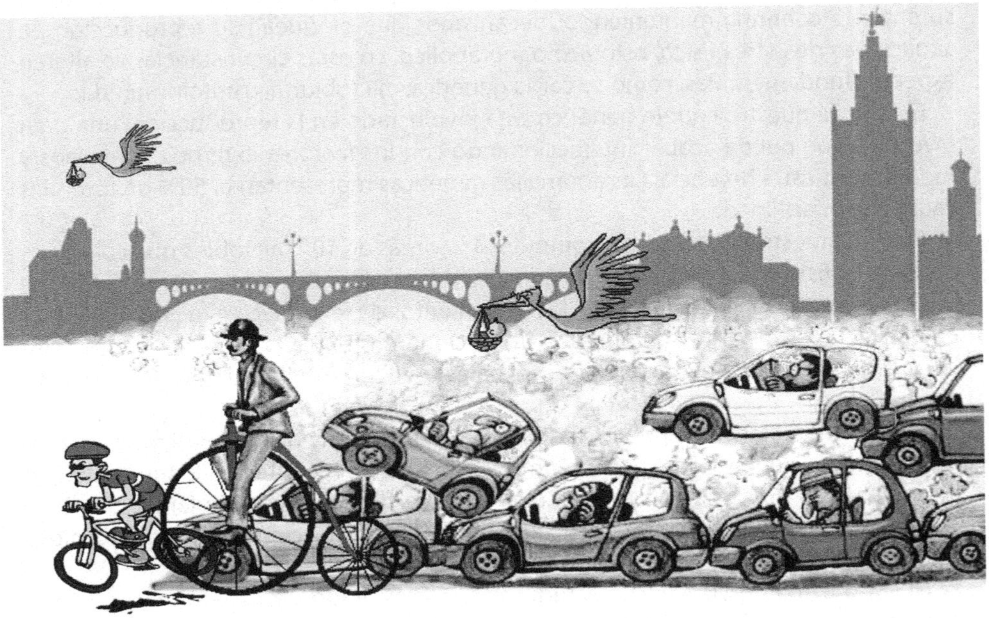

2. ¿Importa nuestro estilo de vida (EV)?

2.1. Influencia de la edad para ser padres

Según los datos del INE de 2021, la edad de la maternidad al primer hijo en España (31,10 años) es 6,5 años más elevada que hace 40 años. Precisamente, la edad de 31 años es crítica para la eficacia reproductiva humana ya que a partir de los 30 años la probabilidad de embarazo disminuye un 3-5% anualmente, siendo la fertilidad a los 35 años la mitad que a los 25 años. Esta disminución se debe en gran parte a las alteraciones que sufre el óvulo por la edad, que disminuyen la probabilidad de que el embrión sea cromosómicamente normal (55.4 % en <35 años, 44.8 % entre 35-37 años, 32.4% entre 38-40 años, 18.2% entre 41-42 años y 6% en las >42 años). El aumento de la edad paterna también se relaciona con peores resultados del semen y con un deterioro en la integridad genética del espermatozoide que afectan a la eficacia de los tratamientos de reproducción y aumentan la incidencia de defectos congénitos al nacimiento, muertes fetales y trastornos de conducta (autismo, esquizofrenia y trastornos bipolares). Con la edad, los riesgos cromosómicos paternos se duplican a partir de los 45 años respecto de los 20 años y, a esa edad, el tiempo necesario hasta conseguir el embarazo (TEE) es ya 5 veces superior.

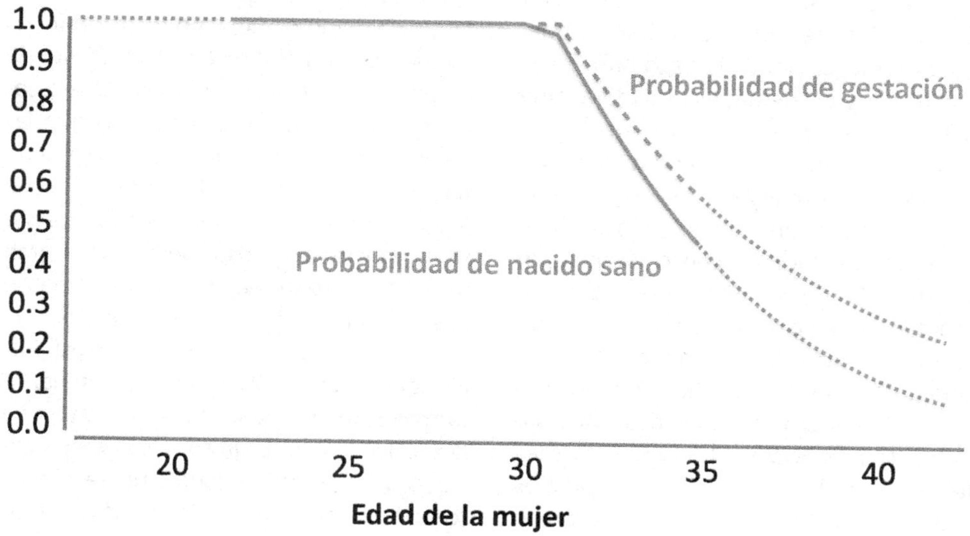

2.2. ¿Es bueno o malo hacer deporte para la fertilidad?

Practicar ejercicio físico reduce el riesgo de numerosas enfermedades crónicas, preserva la salud y afecta positivamente al estado de ánimo y al equilibrio mental. Para las mujeres obesas y para las que tienen síndrome de ovario poliquístico, el ejercicio favorece la ovulación por reducir los niveles de insulina y de hormonas masculinas. Las mujeres en tratamiento de FIV que son moderadamente activas tienen mejores resultados reproductivos.

Sin embargo, si el nivel de frecuencia, o de intensidad de la actividad física (AF), supera unos determinados valores de gasto energético que no pueden ser compensados por la ingesta, la fertilidad disminuye. Superar 60 minutos de actividad/día, aumenta 6 veces el riesgo relativo de infertilidad ovulatoria, respecto de las mujeres que no hacen ejercicio. Las mujeres sin sobrepeso que hacen más de 4 horas de ejercicio a la semana tienen peores resultados en la FIV y disminuyen un 40% las probabilidades de tener un nacido vivo. Por el contrario, para las mujeres con sobrepeso/obesas, la AF vigorosa de ≥5 horas frente a <1 h/semana mejora un 27% su fecundidad. Estas conclusiones son también superponibles a la fertilidad masculina ya que, tanto la intensidad excesiva como la duración de los ejercicios, pueden tener consecuencias reproductivas adversas.

2.3. ¿Influye el índice de masa corporal (IMC)?

El IMC es un patrón de medida correlacionado con el contenido de grasa corporal. Se estima como normal cuando el IMC está comprendido entre 18.5 y 24.9 kg/m^2. Entre 25 y 29.9 se considera sobrepeso y a partir de ≥30, obesidad. Por debajo de 18.5 se habla de bajo peso o delgadez.

La delgadez asociada a trastornos alimentarios dificulta la reproducción a través de mecanismos que alteran las menstruaciones o la ovulación. Las mujeres con bajo peso tienen un tiempo de espera hasta el embarazo (TEE) hasta cuatro veces superior.

El exceso de peso también influye negativamente. Las mujeres con un IMC >25 duplican el riesgo de tener que esperar más de 12 meses hasta concebir. La obesidad multiplica por 3 el riesgo problemas ovulatorios y, si además es fumadora, multiplica por 11.5 veces el TEE >12 meses.

Por cada unidad de aumento del IMC >29 kg/m^2, disminuye un 5% la probabilidad de concepción espontánea y, por el contrario, por cada descenso de una unidad de IMC en las mujeres obesas, la posibilidad de embarazo se incrementa un 19%. La obesidad femenina también influye negativamente en la eficacia de los tratamientos FIV (aumenta las dosis necesarias de gonadotropinas, las probabilidades de cancelar el ciclo o las probabilidades de aborto, y disminuye la recuperación de ovocitos). Cuando el IMC ≥40, las posibilidades de tener un nacido vivo disminuyen un 50%.

En los hombres, la obesidad puede reducir su fertilidad. Los hombres obesos tienen 1.6 veces más probabilidades de tener espermatozoides morfológicamente anormales debido al aumento de estrógenos (hormonas femeninas formadas en el tejido adiposo) y de radicales libres (consecuencia de la producción excesiva de energía) que pueden provocar daño celular oxidativo.

Sin embargo, la repercusión de la obesidad masculina en los ciclos de reproducción asistida no está clara. Se acepta una influencia negativa de la obesidad en la Inseminación artificial, pero no en el éxito de FIV/ICSI.

2.4. ¿Es importante comer bien?

No hay un solo nutriente que pueda dañar o promover la fertilidad: es lo que comemos día tras día, comida tras comida, lo que marca la diferencia. Entre los nutrientes debemos distinguir entre *micronutrientes y macronutrientes*.

Los *Micronutrientes* más estudiados son el ácido fólico, los antoxidantes y la Vitamina D. Las mujeres que toman un multivitamínico diario con 0,4 mg de ácido fólico tienen una probabilidad un 16 % mayor de embarazo que el grupo placebo. Una recopilación de 11 estudios concluyó que las mujeres con niveles adecuados de vitamina D tenían más probabilidad de embarazo y parto con feto vivo que aquellas con niveles deficientes o insuficientes. Otra gran revisión sobre trabajos que examinaron la eficacia reproductiva de varios tipos de antioxidantes en las mujeres (pentoxifilina, *N*-acetil-cisteína, melatonina, l-arginina, vitamina E, mioinositol, vitamina C, vitamina D + calcio y ácidos grasos omega-3), concluyó que los antioxidantes no se asociaron con un aumento en la tasa de nacidos vivos. Sin embargo, respecto de la influencia de los suplementos antioxidantes para hombres, los trabajos existentes concluyen que los antioxidantes sí mejoran la calidad del semen y las tasas clínicas de embarazo.

Los *Macronutrientes* incluyen los carbohidratos, grasas, proteínas y lácteos. Un consumo elevado de carbohidratos eleva la glucemia, activa la producción de insulina y produce daño oxidativo. Las grasas con alto contenido en ácidos grasos trans (frituras, manteca, pastelería industrial, precocinados) aumentan la resistencia a la insulina y alteran la ovulación; por el contrario, la ingesta de ácidos grasos poliinsaturados omega-3 de cadena larga (PUFAω-3) (pescados azules, nueces) en mujeres en tratamiento se asocian con mayores tasas de embarazo. El estudio EARTH informó que por cada 1% de aumento en los niveles sanguíneos de PUFAω-3, aumentaba un 8% la probabilidad de embarazo clínico y de nacidos vivos. Los aminoácidos de la carne, pescado, huevos o leche, pero sobre todo de las proteínas vegetales en las legumbres, son esenciales para la fertilidad y deben tomarse al menos dos veces por semana. Su elevado contenido en zinc y selenio tiene una acción antienvejecimiento que contrarresta el daño causado por los radicales libres de oxígeno y mejora la calidad de los ovocitos. El consumo de lácteos es controvertido, aunque el consumo de tres o más vasos de leche por día protege la fertilidad femenina.

2.5. ¿Repercute nuestra calidad de sueño en la fertilidad?

Dormir menos de seis horas todos los días, o tener problemas para dormir, disminuye la fecundidad respecto de las mujeres que duermen 8 horas y no tienen problemas para dormir. Se ha observado una asociación lineal entre el tiempo total de sueño basal y el número de ovocitos recuperados. El trabajo por turnos altera la secreción de hormonas reproductivas y aumenta la resistencia a la insulina, lo que provoca cambios inflamatorios, exceso de estrés oxidativo, trastornos inmunitarios, y favorece la progresión de enfermedades que pueden influir en la fertilidad. El insomnio crónico altera la secreción de hormonas hipofisarias (TSH, LH, PRL) que producen alteraciones tiroideas, suprarrenales y ováricas. Niveles elevados de prolactina (PRL) se producen también en la apnea obstructiva del sueño. En el hombre, tener sueños de corta duración, o de mala calidad, afecta a la calidad del semen.

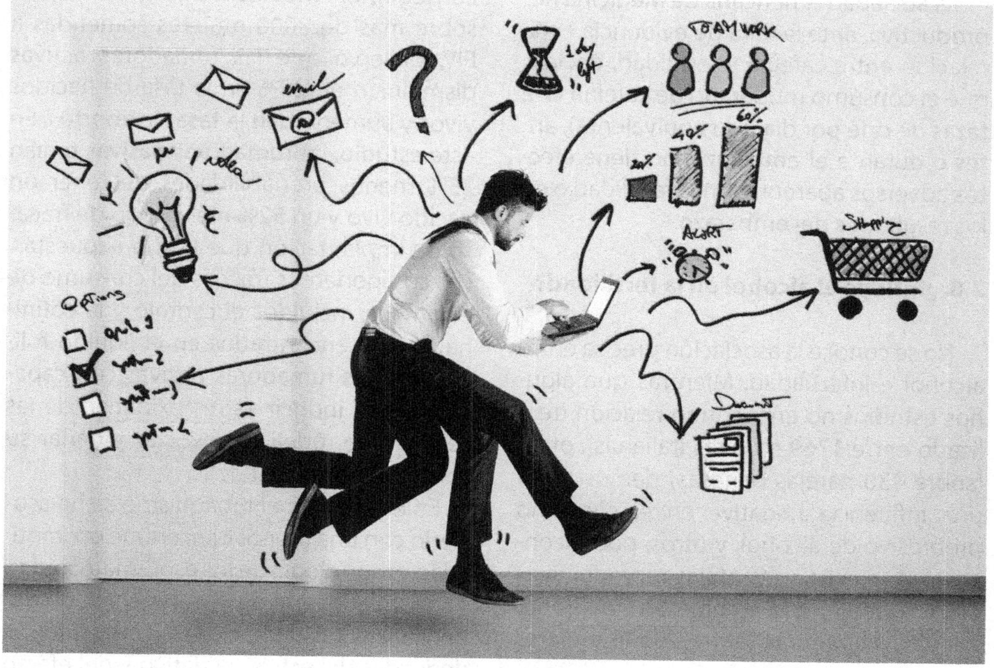

2.6. Y el estrés, ¿cómo influye?

Las fuentes estresantes pueden provenir del exterior (generadas por el entorno físico y por todas las situaciones a las que las personas se enfrentan diariamente) pero también de factores internos, como el estado nutricional, la salud general o el bienestar emocional. Los estímulos estresantes causan activación suprarrenal que elevan los niveles de cortisol, epinefrina y norepinefrina en la sangre y producen una alteración profunda del eje hipotalámico-hipófisis-ovario (HPO) que afectan a la ovulación, fertilización e implantación. Se encontraron concentraciones más bajas de norepinefrina y cortisol en suero y líquido folicular en mujeres cuyos tratamientos de FIV fueron exitosos. Tanto el estrés agudo como el crónico pueden afectar la función testicular debido a que los elevados niveles de cortisol inducen la destrucción celular en las células germinales que originan los futuros espermatozoides, y en las células de Leydig y Sertoli que son necesarias para su especialización y desarrollo. El impacto del estrés percibido en la vida diaria disminuye la fecundabilidad a medida que aumenta el estrés.

2.7. ¿Es malo tomar café?

La Sociedad Americana de Medicina Reproductiva, ante la falta de evidencia en la relación entre cafeína y fertilidad, declaró que el consumo moderado de cafeína (1-2 tazas de café por día o su equivalente), antes o durante el embarazo, no tiene efectos adversos aparentes en la fertilidad o en los resultados del embarazo.

2.8. ¿Influye el alcohol en la fertilidad?

No se conoce la asociación precisa entre alcohol e infertilidad. Mientras que algunos estudios no encuentran relación (realizado entre 1769 mujeres italianas), otros (sobre 430 parejas danesas) demostraron una influencia negativa en el consumo progresivo de alcohol, y otros, por el contrario, que existían ventajas reproductivas entre las mujeres que bebieron vino frente a las no bebedoras (entre 29844 mujeres danesas embarazadas).

Aunque la relación con la infertilidad masculina también es contradictoria, el consumo de alcohol asociado al de tabaco sí reduce significativamente la calidad seminal.

2.9. ¿Qué pasa con el tabaco?

Las mujeres fumadoras no solo acortan su vida fértil (adelantan la menopausia entre 1 a 4 años) sino que presentan las tasas más bajas de fertilidad, con un efecto adverso que es dosis dependiente. Un trabajo sobre 10.928 mujeres expuestas y 19.179 mujeres no expuestas, concluyó que las fumadoras tenían un 60% más de probabilidades de experimentar infertilidad que las no fumadoras y que el impacto sobre las fumadoras pasivas era solo un 14% menor que en las activas. Las mujeres fumadoras en tratamiento de FIV necesitaban duplicar los ciclos de tratamiento para conseguir el embarazo. Otro gran estudio sobre más de 8000 mujeres sometidas a FIV, observó que las fumadoras activas disminuían un 28% en la tasa de nacidos vivos y aumentaban la tasa de abortos. En este estudio, las fumadoras pasivas tenían 25% menos probabilidades de tener un nacido vivo y un 52% más riesgo de fracaso de implantación que las no expuestas. Los componentes tóxicos del consumo de cigarrillos, incluidos el cadmio y la cotinina, fueron encontrados en el líquido folicular de las fumadoras pasivas con capacidad para inducir estrés oxidativo de las células que rodean el ovocito y dañar su componente genético.

En el hombre, el tabaquismo se ha asociado con una menor concentración, motilidad y morfología de los espermatozoides, y con un aumento de la fragmentación genética y de las alteraciones cromosómicas derivadas del estrés oxidativo y del efecto mutágeno de los benzopirenos.

4

El estudio de una pareja no tiene por qué ser complicado

Dres. Paloma Medrano Martín, Antonio Garrido Torrecilla

¿SABÍAS QUÉ... ?

Un ciclo menstrual es el periodo de tiempo que va desde el primer día de la regla al primer día de la siguiente regla.

Para entender qué pruebas y por qué se hacen es necesario conocer en qué consiste un ciclo menstrual y cómo se consigue un embarazo de forma natural.

Al empezar el ciclo menstrual, en el ovario empiezan a crecer varios folículos. Como especie nos reproducimos de uno en uno y esto se debe a que generalmente solo uno de estos folículos consigue desarrollarse completamente. A este folículo se le denomina folículo dominante. En su interior hay un óvulo que va madurando a lo largo del ciclo. Los folículos tienen también otro objetivo, que es el de producir hormonas, principalmente estradiol y progesterona que hacen que el endometrio, el tejido que tapiza la cavidad uterina, se transforme aumentando su vascularización y su grosor hasta ser adecuado para que un embrión se implante en su espesor.

Alrededor del día 12 al 14 del ciclo, el folículo alcanza los 20 mm y en su interior ya habrá un óvulo maduro. Es entonces cuando se desencadena la ovulación. La trompa de Falopio acerca sus fimbrias al ovario, el folículo se rompe y el óvulo es captado por la trompa. En esta permanecerá unas 24 horas con posibilidad de ser fecundado. Si se mantienen relaciones sexuales, los espermatozoides se desplazarán desde la vagina a través del cuello del útero y la cavidad uterina para llegar a la trompa.

Los espermatozoides que han llegado a la trompa, se concentran alrededor del óvulo, haciendo un trabajo en equipo hasta que uno de ellos consigue penetrar en el interior del óvulo y fecundarlo. El resultado es un embrión que empezará a dividirse y a desplazarse a lo largo de la trompa haciendo el recorrido inverso al que han hecho los espermatozoides hasta llegar de vuelta a la cavidad uterina. Allí el endometrio, gracias a la acción de hormonas como el estradiol y la progesterona, hormonas que fabrica el folículo, estará en condiciones favorables de receptividad para que el embrión se adhiera y se implante en su interior. Una vez implantado el embrión se puede hablar de embarazo.

Si ha habido éxito y el embrión se ha implantado, ese endometrio no se descamará y la regla no vendrá: se ha conseguido un embarazo.

En cambio, si el embrión no se implanta, llega un momento en que ese endometrio y ese folículo se deterioran, hay una caída en la producción de estradiol y progesterona, y el endometrio empieza a descamarse y eliminarse junto al sangrado menstrual. Este sangrado menstrual pone el punto final a un ciclo y es al mismo tiempo el punto de inicio de uno nuevo, donde un nuevo folículo, con un nuevo óvulo y el crecimiento de un nuevo endometrio, brindan una nueva oportunidad para lograr un nuevo embarazo.

1. ¿Cuáles son los objetivos de un estudio básico de una pareja con problemas de fertilidad?

Conociendo este proceso reproductivo, podemos entender que son:

1- Comprobar la existencia de folículos en el ovario y comprobar la ovulación.

2- Comprobar la existencia en el semen de un número suficiente de espermatozoides móviles y de morfología apropiada.

3- Comprobar la permeabilidad tubárica y la normalidad anatómica del útero.

2. ¿Cuándo hay que consultar por no quedar embarazada?

En general se debe consultar si después de un año de relaciones sexuales frecuentes y no protegidas, no ha habido embarazo.

En circunstancias especiales se debe consultar antes si:

- La mujer es mayor de 35 años, consultar a los 6 meses si no hay embarazo.
- Los ciclos menstruales son irregulares o no hay regla.
- Ha sido sometida a intervención quirúrgica pélvica.
- Han tenido dos o más abortos.
- El varón ha tenido cirugía urogenital o enfermedad de transmisión sexual previa.
- Se sabe que hay enfermedades genéticas en la pareja.

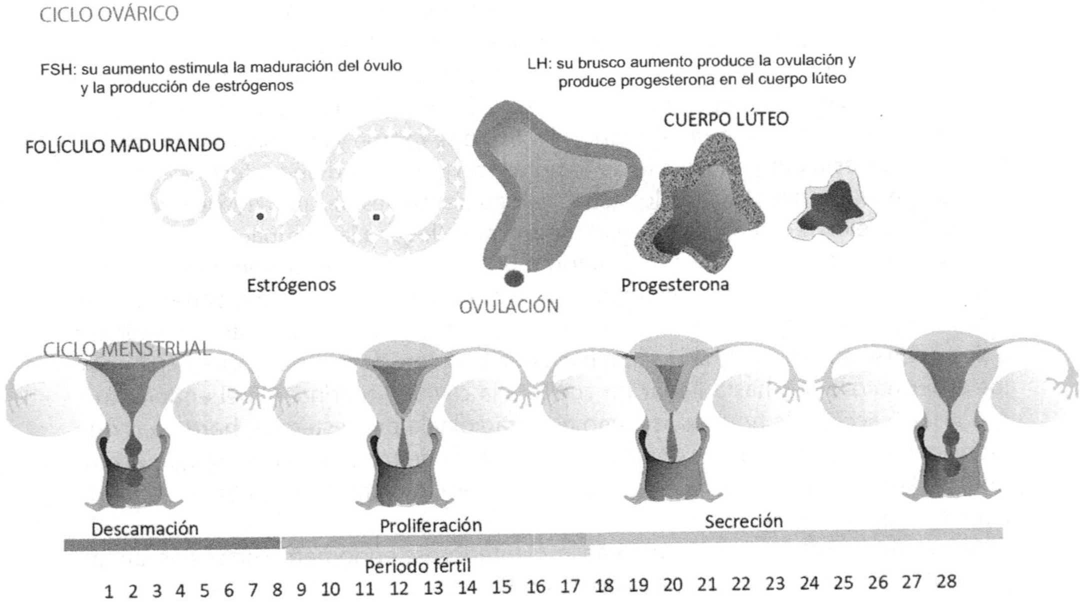

3. ¿Qué se hace en una primera consulta?

3.1.-Anamnesis. El especialista recabará información sobre ambos miembros de la pareja que puedan influir para conseguir una gestación: antecedentes familiares y personales, toma de medicamentos o hábitos tóxicos, exposición a factores ambientales, tipo de ciclo menstrual, embarazos u abortos previos, percepción subjetiva sobre la presencia de la ovulación, y en definitiva, todo lo que pudiera afectar directa o indirectamente a la consecución de un embarazo.

3.2.-Exploración ginecológica. Incluye visualización de cérvix con el espéculo y un tacto bimanual.

3.3.-La ecografía transvaginal. Es la herramienta principal para descartar la existencia de patología en cérvix, cuerpo uterino (miomas, malformaciones, pólipos) y alteraciones ováricas (quistes funcionales, endometriosis, ovarios poliquísticos, baja reserva ovárica). Las trompas de Falopio no se ven habitualmente en la ecografía si están sanas, pero algún tipo de patología, como la existencia de hidrosalpinx (acumulación de líquido en el interior de una o ambas trompas), sí puede ser diagnosticada.

3.4.-Solicitud de analíticas con determinaciones hormonales.

3.5.-Solicitud de seminograma

3.6.-Solicitud de histerosalpingografía. Esta prueba se puede obviar si ya hay una indicación clara de pasar a Fecundación In Vitro. Se espera habitualmente a tener el resultado del seminograma para pedirla.

4. ¿Cómo se comprueba que se ovula?

Lo puede comprobar tu ginecólogo mediante controles ecográficos en los que se vea el crecimiento del folículo y luego su colapso. También se puede comprobar mediante un análisis de progesterona en sangre entre el día 18 a 21 del ciclo, aunque es posible que exista un LUF, folículo que produce progesterona y no se rompe, en el que el óvulo queda atrapado en el interior del folículo. Por último, también es posible hacer test de ovulación en orina en casa.

Como norma, si los ciclos son regulares la inmensa mayoría son ovulatorios. La propia mujer puede notar cambios en su cuerpo, como flujo vaginal filante y transparente, y molestias en fosa ovárica en los días periovulatorios.

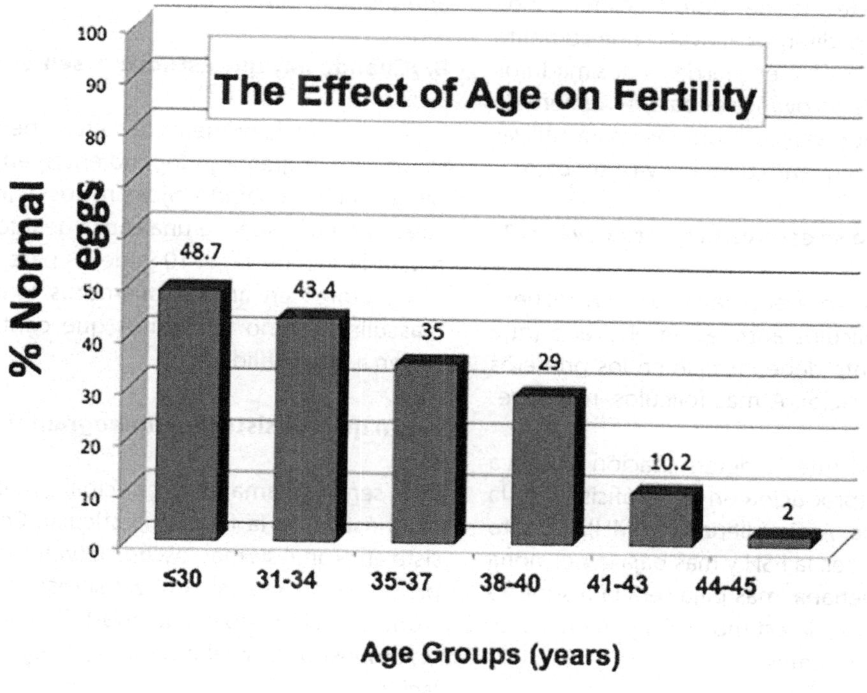

5. ¿Sabías que la existencia de ovulación no descarta totalmente la existencia de algún problema en el ovario?

Cuando nos referimos al ovario hay que añadir criterios de calidad y cantidad.

Ovular significa liberar un óvulo desde un folículo maduro en el ovario, pero no todos los óvulos liberados tienen la misma calidad ni posibilidades de fecundar. Y esa *calidad* se va deteriorando con la edad. A partir de los 35 años el porcentaje de óvulos con daño genético crece y cuando se llega a los 40, solo 3 de cada 10 óvulos son genéticamente sanos.

Se puede mantener la ovulación casi hasta que se retira la regla con la menopausia, pero durante los últimos años de menstruación, la mayoría de los óvulos no son aptos para dar un hijo porque han envejecido y portan defectos genéticos incompatibles con la gestación.

Respecto al criterio *cantidad*, es lo que llamamos reserva ovárica que también va disminuyendo con la edad. Si hay que recurrir a una técnica de Reproducción Asistida (TRA), le pediremos al ovario que aumente su producción mensual de óvulos maduros y si la reserva ovárica es baja, el número de óvulos que vamos a obtener para utilizar en un tratamiento también va a ser bajo.

6. ¿Cómo se estudia la reserva ovárica?

6.1. Mediante ecografía, con un recuento de folículos antrales en el ovario (que idealmente debe hacerse en los primeros días del ciclo). A más folículos, mayor reserva.

6.2. Mediante la determinación analítica de FSH (producida en la hipófisis) y de la Hormona Antimülleriana (AMH). Cuanto más alta sea la FSH y más baja la hormona antimülleriana, más baja será la respuesta del ovario a la estimulación y menos óvulos obtendremos.

7. ¿Cómo se estudian las trompas de Falopio?

Mediante una *histerosalpingografía,* que consiste en el control radiológico del aparato genital después de introducir un contraste a través del cérvix, que rellenará la cavidad uterina y las trompas, y por último ese contraste acabará en la cavidad abdominal. Si las trompas están obstruidas, este contraste no saldrá a través de ellas.

Esta prueba nos puede confirmar la permeabilidad tubárica pero no nos garantiza al 100% que funcionen bien. Las trompas, además de ser permeables, tienen que facilitar el transporte de los espermatozoides y del embrión. Para ello cuentan con una capa muscular que se contrae y unas células ciliadas con microvellosidades en su interior que crean corrientes dentro de la trompa en uno u otro sentido para favorecer estos desplazamientos. Puede haber habido un proceso inflamatorio tanto desde el interior como desde el exterior de las trompas que las haga no funcionantes, aunque sean permeables.

8. ¿Cuándo hay que estudiar el semen?

Siempre, en la primera consulta se pedirá un seminograma independientemente de que ya haya habido hijos previos o que ya se sepa o sospeche una causa de infertilidad femenina. En el 10 % de las parejas hay factores en ambos miembros tanto masculinos como femeninos que contribuyen a la infertilidad.

9. ¿En qué consiste un seminograma?

El seminograma es la principal prueba diagnóstica de la función testicular. Consiste en el análisis macroscópico (volumen, pH, aspecto, viscosidad) y microscópico (concentración, movilidad, morfología) de una muestra seminal obtenida por eyaculación.

Para llevar a cabo un seminograma hay que cumplir una serie de requisitos para la obtención de la muestra:

a) Tener entre 3 y 7 días de abstinencia.

b) Obtener la muestra por masturbación.

c) No tardar más de 45 minutos desde la obtención de la muestra hasta su valoración.

Sus resultados no nos predicen la fertilidad de un varón, pero sí nos ayudan a decidir qué TRA es la más indicada según cada caso.

10. ¿Sabías qué se puede hacer si a pesar de tener un seminograma normal, ciclos ovulatorios y trompas permeables no se consigue un embarazo?

Se pueden hacer más pruebas para descartar factores genéticos en la pareja, alteraciones cromosómicas en el semen, alteraciones en la flora endometrial, desplazamientos en la ventana de implantación endometrial o alteraciones inmunológicas.

El que se sigan pidiendo más pruebas o se pase directamente a una TRA se decide de forma individualizada y teniendo en cuenta factores como la edad de los pacientes, tiempo de infertilidad y factores de riesgo de patologías asociadas.

5

Cirugía reproductiva en esterilidad

Dres. Juan Gilabert Estellés, María Peñalver Gaspar, Miguel Barea García

¿SABÍAS QUÉ... ?

La cirugía en reproducción no suele ser una herramienta de primera línea salvo que exista alguna patología susceptible de la misma.

A continuación, desarrollaremos algunas de ellas.

1. Miomas o Fibromas

Son las tumoraciones benignas más frecuentes del aparato genital y están formados por tejido muscular. Su origen es multifactorial, sumándose la predisposición genética, la influencia hormonal, la edad, el sobrepeso, la dieta, el consumo de tóxicos, alteraciones del colágeno...

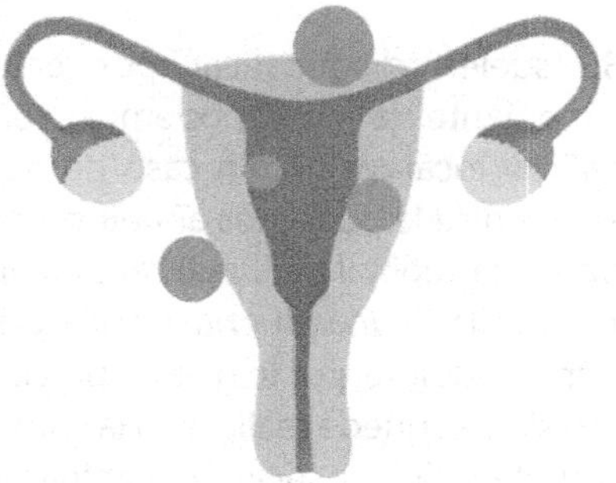

1.1. ¿Los miomas son capaces de afectar la fertilidad?

No resulta sencillo cuantificar el impacto de los miomas sobre la fertilidad. Se estima que solamente el 1-2,4% de las pacientes infértiles tienen un mioma como única causa de esterilidad. Los mecanismos por los que pueden afectar son:

- Factor mecánico: alteración de la cavidad uterina.
- Obstrucción: dificultan la fecundación cuando impiden la migración de los espermatozoides o de los ovocitos, creando un *stop*.
- Alteraciones en la vascularización: por compresión y obstrucción de los vasos sanguíneos, comprometiendo la implantación del embrión.
- Contractilidad uterina disfuncional: altera la migración de los espermatozoides y la implantación.
- Ambiente proinflamatorio: dificultando la implantación.

1.2. ¿Cómo se diagnostican? ¿Cómo y cuándo tratarlos?

Los miomas se pueden diagnosticar mediante una exploración ginecológica que incluya una ecografía vaginal. Puede ser necesario asociar otras técnicas en algunos casos para acabar de delimitarlos: la histerosonografía (ecografía con suero), la histeroscopia (cámara vía vaginal) y la resonancia magnética. Debemos saber que los miomas son de tamaño y localización variable, lo que nos permite clasificarlos en 3 categorías:

a) Submucosos: los que invaden la cavidad uterina. Son los que más afectan a la fertilidad y asocian riesgo de aborto. En la mayoría de casos, podemos tratarlos mediante una histeroscopia: entramos con una cámara dentro del útero y vamos seccionando el mioma en trozos hasta eliminarlo. Los que se adentran mucho en la pared uterina se extirparán vía laparoscópica (con una cámara desde el abdomen), o bien, por laparotomía (cirugía abierta desde el abdomen).

b) Intramurales: sí que pueden afectar la fertilidad y asocian mayor riesgo de aborto, sobre todo a partir de los 5 centímetros, pero generalmente no se deben intervenir ya que conlleva riesgos y su exéresis no aumenta la tasa de gestación. Dichos riesgos son los operatorios, el riesgo de rotura uterina y el aumento de cesárea en futuros embarazos. Además, el riesgo de recurrencia del mioma es del 15%. Sin embargo, en aquellos miomas que "comprimen" la cavidad uterina o que crecen progresivamente, la cirugía laparoscópica ofrece buenos resultados en términos de gestación, aunque se requiere una espera de al menos 6 meses para intentar embarazo para que la calidad de la cicatriz sea adecuada.

c) Subserosos: no suelen afectar a la fertilidad, aunque puede distorsionar la anatomía pélvica y alterar la relación entre la trompa y ovario alterando el transporte del ovocito. El límite a partir del cual plantearemos una cirugía serán los 5-7 centímetros o en caso de producir síntomas de compresión sobre vejiga o recto produciendo alteraciones de la micción o de la defecación. Los tratamientos médicos disponibles pueden reducir algo su tamaño, pero no eliminarlos; son más útiles como tratamiento de los síntomas de sangrado y del dolor.

2. Pólipos endometriales.

Son crecimientos benignos del endometrio que pueden medir desde algunos milímetros a varios centímetros. Suelen presentarse en el 24% de la población y en el 10% de las mujeres estériles. Aparecen entre los 29 y 59 años, pero sobre todo a partir de los 45 años. La mayoría no producen síntomas, pero de hacerlo, suelen provocar sangrado irregular y, en menor medida, dolor abdominal. Además, se asocian a esterilidad porque bloquean el camino de los espermatozoides y porque impiden la anidación del embrión. Su degeneración a cáncer es muy rara, apenas del 0,2%.

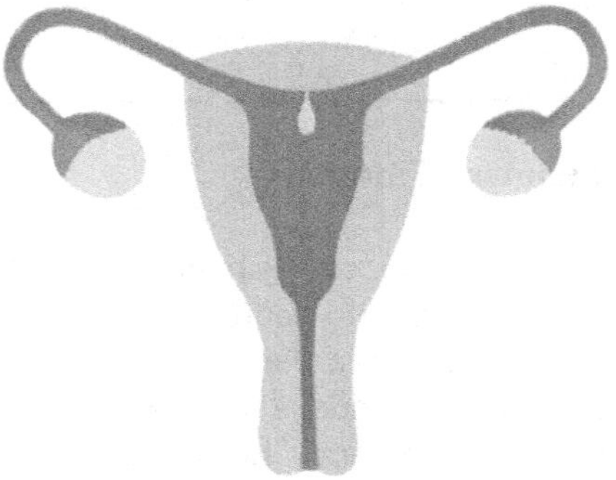

2.1. ¿Cómo se diagnostican? ¿Cómo y cuándo se tratan?

Se suelen diagnosticar por ecografía, mediante la cual podemos ver su tamaño y localización. En caso de dudas, a esta técnica le podemos añadir suero inyectado vía vaginal para realizar una histerosonografía. Es una prueba sencilla, prácticamente indolora, por lo que no precisa de anestesia y se puede realizar en la consulta. Se pueden diagnosticar y eliminar mediante una histeroscopia, entrando vía vaginal hasta la cavidad uterina con una cámara. Esta prueba se puede realizar con analgesia en la consulta (histeroscopia diagnóstica) o bien en quirófano bajo anestesia (histeroscopia quirúrgica). En los casos de esterilidad, debemos quitarlos cuando son mayores de 1 centímetro, ante fallos en la inseminación o previamente a transferir un embrión.

3. Malformaciones Müllerianas.

Son alteraciones en la fusión o el desarrollo de los conductos de Müller, que son los responsables en el desarrolo del embrión de formar las trompas, el útero y los dos tercios superiores de la vagina. Estas alteraciones se han denominado y clasificado de muchas formas. Su etiología es desconocida, aunque se postula que algunas infecciones o la exposición a radiación en la etapa fetal podrían estar relacionadas. Definiremos algunas de ellas:

3.1. El **septo uterino:** Es la malformación más frecuente con diferencia, afecta hasta al 5% de la población. El septo está formado por tejido fibroso y se sitúa en la línea media uterina, pudiendo ocupar una parte de la cavidad (parcial) o toda (completo). Es la malformación que más afecta a la fertilidad ya que reduce el volumen uterino, reduce la vascularización y aumenta la contractilidad del útero. Se asocia a abortos recurrentes, parto prematuro y complicaciones intra y postparto.

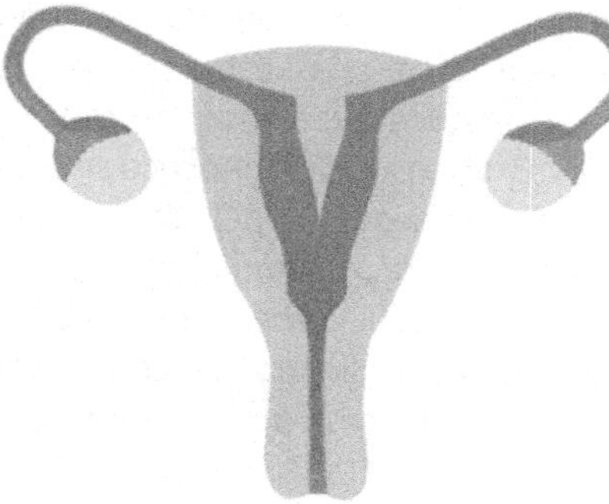

¿Cómo se diagnostica? ¿Se debe tratar? Se diagnostica mediante una ecografía pélvica y puede ser necesario realizar una ecografía 3D o una resonancia para afianzar la sospecha. Indicaremos su cirugía siempre individualizando el caso en cada paciente según el deseo de gestación, el tamaño del septo y las circunstancias de la paciente, aunque generalmente lo eliminaremos mediante una histeroscopia quirúrgica (con o sin anestesia) en caso de abortos de repetición y un tamaño mayor a un centímetro. Cabe comentar que estudios recientes han observado que las tasas de recién nacidos, de parto pretérmino y el curso del embarazo no varían al intervenir el septo, pero sí disminuye la tasa de abortos casi a la mitad.

3.2. El **útero arcuato:** se diferencia del septo porque tiene una prominencia (no un tabique) en la parte superior del útero menor de un centímetro y medio. Se da en el 4% de la población general y se asocia a esterilidad en el 2% y a abortos de repetición aproximadamente un 7%. En estos casos no se debe realizar cirugía.

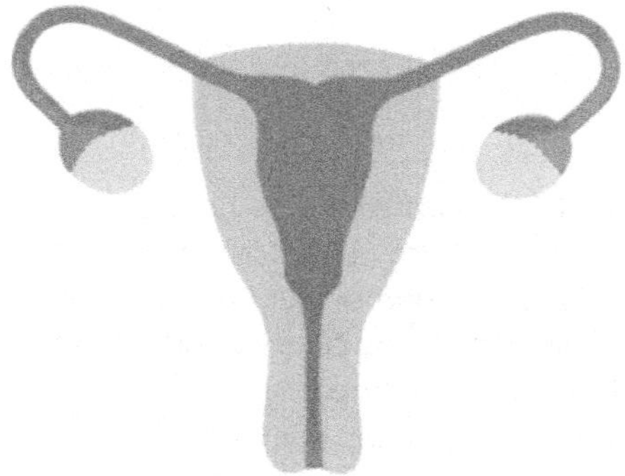

3.3. El **útero bicorne** suele ser más ancho y con una hendidura entre las dos cavidades uterinas con un fondo cóncavo. El 63% de las mujeres con útero bicorne pueden llegar a tener partos a término, por lo que no suelen requerir una metroplastia salvo que tengan historia de abortos recurrentes o partos prematuros.

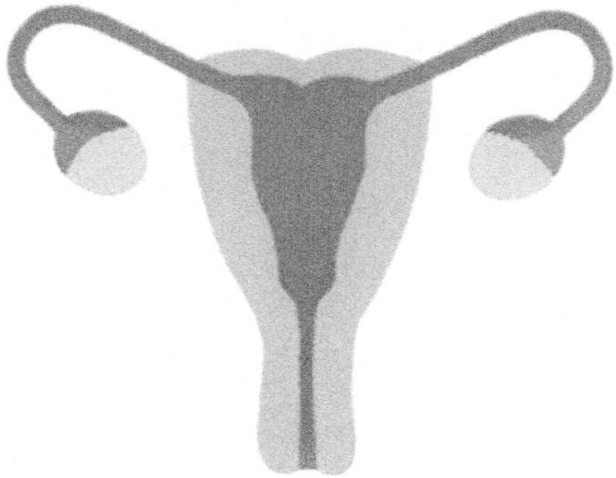

3.4. El **útero hipoplásico o en "T"** se caracteriza por una cavidad uterina disminuida por un exceso de miometrio. Afecta a la fertilidad ya que altera el movimiento de las trompas, asocia incompetencia cervical y se relaciona con abortos precoces y tardíos, partos prematuros y endometriosis. El tratamiento de elección es la metroplastia histeroscópica para ampliar la cavidad.

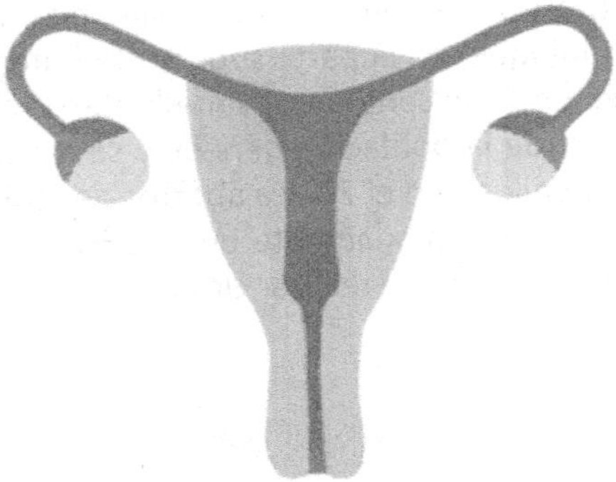

3.5. El **útero unicorne** es aquel en el que hay una hemicavidad que puede tener asociada un cuerno uterino rudimentario contralateral. Estos cuernos rudimentarios sólo se deben extirpar si son funcionales, antes del embarazo como prevención, ya que contienen tejido endometrial y se asocian a embarazo ectópico y a complicaciones durante la gestación, la mayoría en las primeras 20 semanas. Se asocia a retraso del crecimiento fetal y parto prematuro.

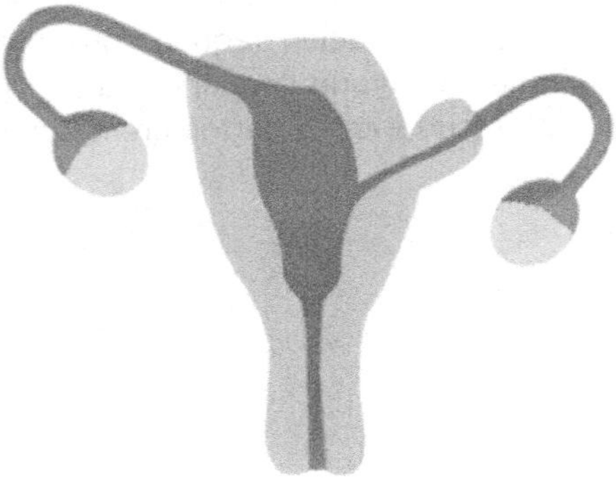

4. Masas anexiales.

4.1. Los quistes de ovario pueden ser indicación de preservación ovocitaria, ya que su tratamiento quirúrgico puede conllevar la pérdida de abundante tejido ovárico, sobre todo en aquellos que afectan a ambos ovarios.

- **Los *teratomas o quistes dermoides*** son tumores benignos de las células germinales que generan la piel, el pelo, los dientes... La gran mayoría son benignos y representan del 44 al 62% de los tumores ováricos en mujeres de menos de 40 años y en el 10 a 15 % de los casos puede ser bilateral. El diagnóstico se realiza principalmente mediante ecografía pélvica, aunque ante dudas diagnósticas podemos solicitar un TAC. Se suelen operar aquellos mayores a 5 centímetros, aunque siempre deberemos individualizar la indicación.

- **Los *quistes o cistoadenomas mucinosos*** representan del 15 al 25 % de los tumores de ovario. El 85 % son benignos, suelen ser de gran tamaño y a veces bilaterales. Están compuestos por tabiques que contienen moco espeso y viscoso. El diagnóstico se realiza mediante ecografía pélvica, aunque si existen dudas diagnósticas solicitaremos un TAC. Se deben eliminar quirúrgicamente pudiendo preservar el resto del ovario en caso de ser benignos.

5. Endometriosis.

Es la presencia de endometrio fuera de la cavidad del útero. Suele afectar mayormente a los ovarios en forma de endometriomas, pero también puede afectar a otros órganos del abdomen como los uréteres, la vejiga, el intestino... e incluso a los pulmones. Se da en el 10-15% de mujeres en edad fértil y se expresa como dolor (con la menstruación, las relaciones sexuales, la micción...) e infertilidad (sobre todo en la endometriosis avanzada).

5.1. ¿Cómo se diagnostica? ¿Cuándo tratarla?

La ecografía pélvica es la más empleada en la caracterización y el control de las lesiones endometriósicas. También podemos llegar a necesitar una ecografía 3D o una resonancia para el completo diagnóstico de las mismas. Generalmente, se emplean fármacos hormonales para disminuir y controlar los implantes, y evitar la aparición de nuevos. La indicación de cirugía se debe individualizar, teniendo en cuenta la sintomatología, el tamaño de los endometriomas, la respuesta al tratamiento médico, así como si se va someter a una técnica de reproducción asistida. Si se precisa cirugía, previamente a la misma, puede realizarse una preservación de ovocitos en caso de endometriomas bilaterales, recurrencia de los mismos o cirugía agresiva en mujeres jóvenes con baja reserva ovárica. No obstante, debemos saber que los ovocitos de las pacientes con endometriosis suelen ser de peor calidad. También debemos tener en cuenta que pueden quedar como secuelas adherencias en la cavidad que dificulten la migración del ovocito y se pueden perder ovocitos si se actúa sobre los ovarios, disminuyendo aún más la fertilidad. Según los últimos trabajos, de entre las pacientes con endometriosis que se han sometido a cirugía, las que son menores de 35 años tienen el doble de probabilidad de tener un hijo que aquellas mayores de 35 años; esta probabilidad aumentaría hasta el triple en las que no se han sometido a cirugía.

6. Hidrosálpinx.

Se produce por la obstrucción distal de la trompa con dilatación de su luz y acumulación de líquido en su interior. Suele ser consecuencia de una enfermedad inflamatoria pélvica infecciosa, endometriosis o cirugías previas. Afecta la fertilidad ya que tiene efecto embriotóxico, efecto tóxico sobre el endometrio y obstruye la trompa.

6.1. ¿Cómo se diagnostica? ¿Cuándo y cómo se trata?

El hidrosalpinx se diagnostica generalmente mediante ecografía pélvica. También puede realizarse una histerosalpingografía, en la que se observarán las trompas dilatadas, de trayecto tortuoso y ausencia de paso de contraste a la cavidad abdominal. El tratamiento de elección en caso de deseo reproductivo que no ha tenido éxito es la salpinguectomía laparoscópica, ya que las posibilidades de gestación mejoran claramente. Una alternativa a valorar es la punción y drenaje del hidrosalpinx mediante control ecográfico vía vaginal durante la punción folicular para la captación de ovocitos en las pacientes sometidas a FIV.

7. EPI o Enfermedad Inflamatoria Pélvica.

Es una de las consecuencias más graves de una infección de transmisión sexual. Suele presentarse como un cuadro de dolor, mal estado general y fiebre, pudiendo dar lugar a sepsis y abscesos. Se suele tratar con antibióticos y en ocasiones puede ser necesaria la cirugía para la eliminación de abscesos. Como consecuencia, se puede originar esterilidad a causa de una alteración en las trompas: alteración del trayecto, de su permeabilidad, fibrosis, adelgazamiento de la pared, estrechamiento de la luz, obstrucción, acumulación de líquido o hidrosálpinx.

¿En qué casos realizaremos una cirugía reparadora de las secuelas? La realizaremos para evitar embarazos ectópicos, extirpar adherencias que pudieran ocasionar la formación de pseudoquistes, mejorar el dolor residual y recuperar la permeabilidad tubárica.

8. Preservación de la corteza ovárica.

La preservación de corteza del ovario es una técnica para preservar la fertilidad que es poco empleada y sólo se realiza en indicaciones muy seleccionadas:

- Cuando no se puede (o no hay tiempo) realizar una vitrificación de ovocitos.
- Mujeres antes de la pubertad.
- Pacientes con endometriosis grave que van a ser sometidas a cirugía extensa.
- Síndromes genéticos con riesgo de fallo ovárico.

Se extrae quirúrgicamente corteza ovárica que posteriormente se reimplanta tras la curación de la enfermedad. Su función suele durar 4-5 años.

9. Rejuvenecimiento ovárico.

Existen técnicas para rescatar los folículos que no han madurado y así aumentar la fertilidad; éstas se han estudiado sobre todo en pacientes oncológicas. La mayoría están todavía en fase experimental. Una de ellas es la infusión de células madre derivadas de la médula ósea, que ha demostrado recuperar los niveles de estradiol, promover el desarrollo folicular y regenerar el nicho ovárico mejorando la vascularización del mismo y, por tanto, la proliferación de sus células.

Otra técnica es el ASCOT o trasplante autólogo de células madre, que consiste en la obtención de células madre a partir de una muestra de sangre periférica y su infusión mediante cateterismo en la arteria ovárica. Los resultados son prometedores, ya que en las pacientes del estudio aumentó el número de folículos, los niveles de hormona antimulleriana (relacionada con la fertilidad), el número de ovocitos maduros y el de embriones, aunque no mejora la calidad de los mismos.

6

¿Sabías que es posible estudiar cómo influye el ovario en la fertilidad?

Dras. Ana Belén Castel Seguí, Laia Vila Homs

¿SABÍAS QUÉ... ?

Los óvulos, a veces llamados por los ginecólogos ovocitos (iré nombrando indistintamente óvulos u ovocitos), crecen y se desarrollan en los ovarios. Estos óvulos tienen una característica especial, no se pueden crear después del nacimiento, es decir, un feto mujer, durante la vida intrauterina, alrededor de la 20 semana de gestación (entre el 4º y 5º mes de embarazo) es cuando mayor número de ovocitos en estado inmaduro tiene, y a partir de aquí empieza a gastar óvulos de tal manera que lo habitual es que en el nacimiento, la niña tenga más o menos 1 o 2 millones de estos ovocitos inmaduros, pero incluso tras el nacimiento y antes de tener la primera menstruación, la niña va gastando ovocitos, de tal manera que cuando llega a lo que nosotros llamamos menarquia que es la primera menstruación, la mujer cuenta aproximadamente con 500 o 600 mil ovocitos y a partir de este momento sigue gastando óvulos pero no sólo un óvulo al mes sino que gasta cientos de óvulos mensualmente, de tal manera que en la edad adulta quedarán alrededor de mil ovocitos.

Es por este hecho fisiológico, por el que no somos capaces hoy en día de generar óvulos si no existen previamente en el ovario, si bien es cierto que existen algunos ensayos clínicos encaminados a generar estos ovocitos a partir de células madre, lo que hoy se conoce con el nombre de "Rejuvenecimiento ovárico", pero actualmente es una técnica en experimentación. Por este motivo damos tanta importancia al ovario para quedarnos embarazadas y más concretamente a lo que llamamos *reserva ovárica* que no es otra cosa que la cantidad de ovocitos que nos quedan en los ovarios susceptibles de ser rescatados por nosotros mediante el tratamiento de estimulación ovárica con hormonas en el contexto de una técnica de Reproducción Asistida. Y es precisamente a esa reserva ovárica a lo que me voy a referir en este capítulo, ya que si no tengo ovocitos en el ovario no podré crearlos.

El estudio de la reserva ovárica me servirá como guía para tener uno de los factores pronósticos de éxito de nuestro tratamiento encaminado a conseguir embarazo. Para dicho estudio tenemos varias pruebas diagnósticas, todas importantes y como característica principal es que debemos estudiar el conjunto de todas ellas, ya que aisladamente tienen un valor limitado. Dichas pruebas diagnósticas consisten en una analítica de sangre y una ecografía. Vamos a desarrollar cada una de ellas.

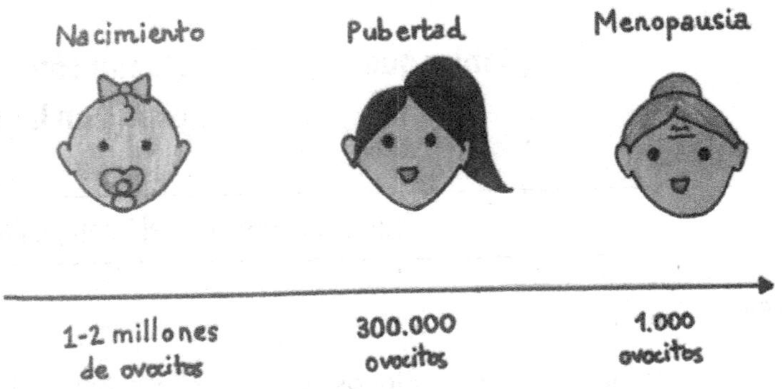

1. Pruebas analíticas en sangre

En esta prueba determinaremos varias hormonas, la extracción de dicha analítica debe realizarse en fase folicular precoz, es decir, durante la menstruación. Muchas veces las pacientes nos traen analíticas realizadas en otra fase del ciclo, pero en estos casos no podemos interpretar bien los parámetros de reserva ovárica, por lo que hay que repetir dicha analítica y realizarla en el momento adecuado.

En esta analítica determinaremos las siguientes hormonas:

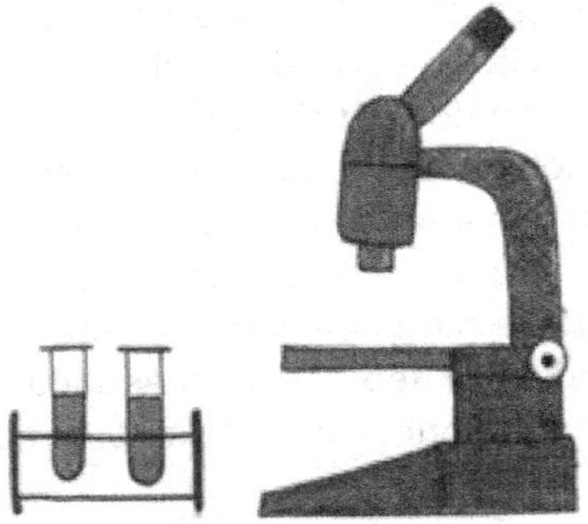

1.1. FSH: es una hormona llamada foliculoestimulante y se segrega en la hipófisis, que es una glándula que se encuentra en el cerebro. La función de esta hormona es la estimulación del ovario para que se produzca el crecimiento y maduración del ovocito.

1.2. LH: llamada luteinizante y también es secretada en la hipófisis. La función de dicha hormona es desencadenar la ovulación; tras su secreción puntual se producirá la rotura del folículo (formación ovárica de contenido líquido en cuyo interior se encuentra el óvulo) y la salida del óvulo del ovario hacia la trompa de Falopio.

1.3. Estradiol (E_2): hormona segregada por el ovario y más concretamente por los folículos ováricos tras la estimulación de la FSH, va aumentando a medida que crecen los folículos bien sea en un ciclo natural o durante la estimulación ovárica.

1.4. Hormona antimulleriana (AMH): es una hormona segregada por los folículos pequeños, es decir aquellos que pueden llegar a crecer y desarrollarse, por lo que un nivel elevado de AMH se traduce en la existencia de muchos folículos pequeños y por tanto susceptibles de madurar. Sin embargo, una AMH baja indica que nos quedan pocos folículos, es decir la reserva ovárica se encuentra disminuida.

2. Ecografía transvaginal

Recuento de folículos antrales (RFA) mediante ecografía transvaginal: este no es un parámetro analítico, sino que consiste en la realización de una ecografía transvaginal y visualización y contaje del número de folículos menores de 10 mm. Cuanto mayor número de folículos antrales, mayor será la reserva ovárica.

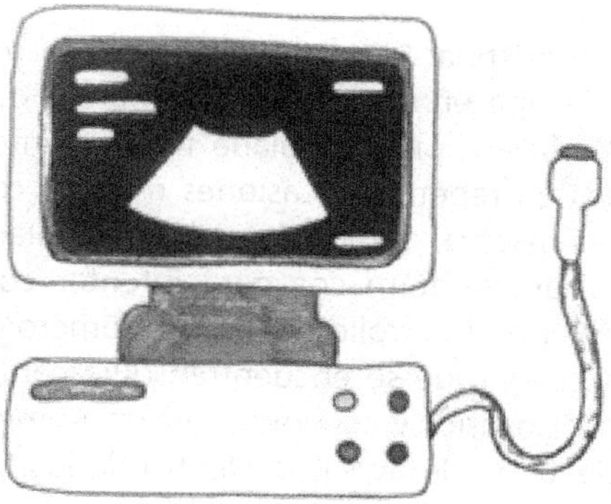

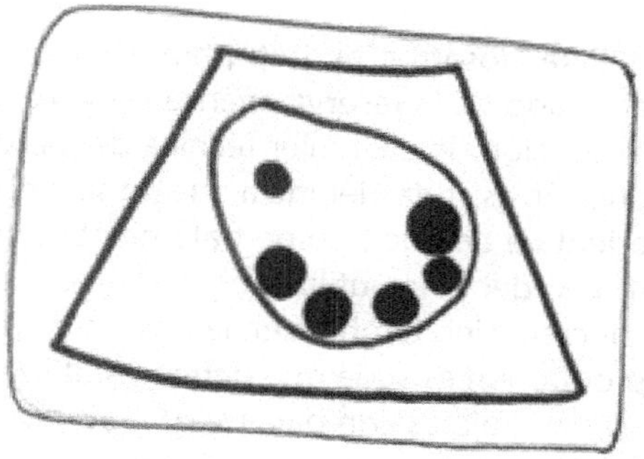

3. ¿Cómo podemos interpretar estas variables para saber cómo tengo la reserva ovárica?

Como ya hemos comentado anteriormente, se deben evaluar todas las variables en conjunto, ya que no tendré información suficiente si sólo analizo una de ellas. Así podré definir tres tipos de reserva ovárica, la baja reserva ovárica, la reserva ovárica normal y la reserva ovárica excesiva. La primera (la reserva ovárica baja) es característica de la edad reproductiva avanzada, así las mujeres de 40 años o más tienen la reserva ovárica disminuida en un porcentaje muy elevado de casos, no obstante, hay mujeres muy jóvenes con baja reserva debido a diversas causas como la cirugía sobre los ovarios, genéticas (portadoras de X frágil) o idiopáticas (no se sabe la causa). La respuesta ovárica excesiva también tiene que ver con la edad, normalmente las mujeres muy jóvenes tienen la reserva ovárica elevada y eso no es patológico, pero en algunos casos como un síndrome que se describe en otro capítulo de este libro, que es el Síndrome de Ovario Poliquístico, nos podemos encontrar reserva ovárica excesiva incluso en edades mayores de 35 años.

Los parámetros que definen la Baja Reserva Ovárica son: niveles de FSH ≥10mU/ml; estradiol >70pg/dl; AMH <1ng/ml* y recuento de folículos antrales <5.

** La AMH puede expresarse en dos tipos de unidades, ng/ml y pmol/l. Los valores referidos en este artículo son ng/ml ya que los mismos valores en distintas unidades de medida difieren su interpretación.*

Definiremos Reserva Ovárica Excesiva si los niveles de hormona antimulleriana están por encima de 3 ng/ml y el recuento de folículos antrales (RFA) es mayor de 25.

Aquellas mujeres con parámetros intermedios entre una y otra entidad son las que consideramos como mujeres con reserva ovárica normal.

	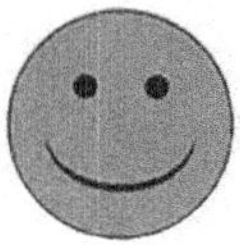	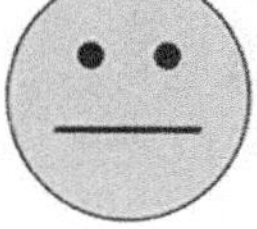	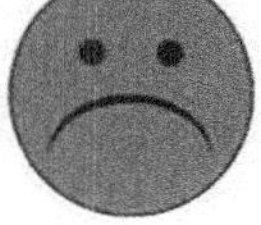
FSH	LH/FSH > 2	<10mU/ml	≥10mU/ml
17 β estradiol	<60pg/ml	<70pg/ml	> 70pg/dl
AMH	>3 ng/ml	1-3ng/ml	< 1ng/ml
RFA	>25	5-25	<5

Parámetros para valorar la reserva ovárica

Para nosotros es importante conocer el estado de la reserva ovárica previo a la realización de cualquier técnica de reproducción asistida, debido a que no sólo nos orientará en qué tipo de tratamiento hormonal debemos utilizar en cada caso en concreto sino también en la técnica de reproducción asistida que debemos utilizar; así, en mujeres con baja reserva ovárica y sobre todo si son mayores de 35 años, debemos realizar directamente fecundación in vitro y en caso de reserva ovárica agotada debemos realizar donación de ovocitos.

4. ¿Existen fármacos para aumentar la reserva ovárica?

Como ya se ha explicado anteriormente, no podemos generar óvulos si no están en el ovario; no obstante, para los ginecólogos que nos dedicamos a la reproducción asistida, la baja reserva ovárica nos preocupa en gran medida debido a que en nuestra práctica diaria nos encontramos en repetidas ocasiones mujeres con baja reserva, por lo que se han estudiado numerosos fármacos para intentar conseguir el desarrollo del mayor número de folículos (que se encuentran quiescentes en el ovario) y así conseguir un número adecuado de ovocitos. Dentro de los fármacos estudiados ninguno ha conseguido una eficacia estadísticamente significativa (es decir, los resultados obtenidos pueden ser debidos al azar) a la hora de conseguir mayor número de óvulos tras una fecundación in vitro (FIV), o mayor calidad de los mismos o mayor tasa de embarazo, aunque hay algún tratamiento que se postula mejor que otros y aunque con baja significancia estadística, puede ayudar algo a este tipo de pacientes.

7

Podemos conocer el papel del varón en la fertilidad

Dres. Javier Alfonso Grasa, Cristina C. Duque Royo, José A. Duque Gallo

¿SABÍAS QUÉ... ?

El factor masculino supone al menos el 33% del origen de la infertilidad de la pareja. Es necesario el encuentro de los espermatozoides con el óvulo en las trompas de Falopio y para ello es imprescindible, como vamos a describir en este capítulo, no solo tener un buen recuento de espermatozoides, sino que éstos tengan calidad suficiente para lograr su objetivo.

Los antecedentes personales, familiares o médicos son importantes ya que antes de empezar con pruebas y más pruebas, los hallazgos tras una buena anamnesis nos pueden conducir en la dirección hacia una técnica u otra de manera más eficiente. Antecedentes de no descenso testicular, paperas, hernias inguinales, varices y traumas testiculares o exposición a radiaciones, tóxicos, drogas o estrés, entre otros, pueden ser causantes de problemas actuales en la calidad seminal, siendo recomendable la exploración por el urólogo/andrólogo, además de la realización del seminograma.

1. ¿Por qué valoramos la cantidad y calidad de los espermatozoides? Un largo camino por recorrer.

Mediante el coito, el semen (espermatozoides y plasma seminal) es depositado en fondo vaginal posterior. Desde allí, los espermatozoides mediante movimientos rápidos de su cola, deben atravesar la barrera fisiológica del cuello uterino que protege de la entrada de infecciones, el cuerpo uterino, cavidad donde posteriormente implantará el embrión y albergará la gestación, y llegar al tercio externo de la trompa donde se encontrará con el óvulo (fecundación) que procede del ovario tras su ovulación. Se trata, por tanto, de un largo camino lleno de obstáculos que requerirán un enorme gasto de energía y una selección de los mejores espermatozoides, tanto de motilidad como de morfología, por lo que se necesitan un buen recuento y calidad espermáticas para lograrlo.

2. ¿Cómo valoro mi fertilidad?

2.1. Empecemos por un seminograma

Como ya hemos visto en el Capítulo 4 sobre el Estudio de la Pareja, el seminograma es la prueba básica para el estudio del varón. En base al volumen y aspecto del eyaculado, el recuento, motilidad, morfología y viabilidad espermática, podremos valorar la desviación de los valores de referencia que publica la OMS para el estudio seminal.

Para ello, es necesario cumplir con unas normas básicas de recogida de la muestra, tanto de condiciones de higiene como de abstinencia previa (de 2 a 7 días). Preferiblemente, la muestra se recogerá en las instalaciones habilitadas de la Clínica, mediante masturbación y sin pérdidas de muestra (recogida completa de todo el eyaculado), para que la prueba sea valorable. En el caso de encontrar algún parámetro alterado, debe repetirse la prueba a los 15 días, ya que se describe una oscilación fisiológica de estos valores en determinados varones y evitar errores diagnósticos.

TERMINOLOGÍA	DESCRIPCIÓN	VALORES
Normozoospermia	Eyaculado "normal" según criterios OMS	• Volumen eyaculado mayor 1,5 mL • Recuento mayor 15 millones/mL o 39 millones/eyaculado • Motilidad progresiva mayor al 32% o total mayor al 40%. • Más de 4% de los espermatozoides de buena morfología
Oligozoospermia	Pocos espermatozoides en el eyaculado	• Recuento menor de 15 millones/mL o 39 millones/eyaculado
Astenozoospermia	Espermatozoides "vagos"	• Motilidad menor de 32% progresiva o menor al 40% total.
Teratozoospermia	Espermatozoides algo "feos"	• Menos de 4% de los espermatozoides de buena morfología
Oligoastenoteratozoospermia	Hay pocos espermatozoides, lentos y "feos"	• Recuento, motilidad y morfología alterados.
Azoospermia	No hay espermatozoides	• Volumen normal, Recuento 0 millones/mL.
Hipospermia	Bajo volumen de eyaculado	• Volumen menor de 1,5mL
Aspermia	No hay eyaculado tras orgasmo masculino	

(Manual OMS,2010)

2.2. Otras pruebas a realizar

Tras la exploración andrológica, física y ecográfica, para descartar anomalías anatómicas, se pueden solicitar *determinaciones hormonales* (FSH, LH, Testosterona e Inhibina B), en el caso de alteraciones graves del seminograma y azoospermia, para descartar anomalías endocrinas.

La realización del *cariotipo* en el varón es una prueba necesaria en los casos de alteraciones graves del seminograma para descartar variaciones de la dotación cromosómica que afectan a todas las células de su cuerpo, incluidas las células germinales, viéndose alterada su funcionalidad y produciendo espermatozoides de peor calidad y cromosómicamente alterados.

Además, los *estudios genéticos* como el cariotipo, estudio de fibrosis quística (mutaciones CFTR) y microdeleciones del cromosoma Y, pueden ser relevantes para discriminar entre las patologías causantes de alteraciones graves del seminograma (oligozoospermia y azoospermia).

En caso de encontrar espermatozoides aglutinados en el seminograma, es recomendable la valoración de la presencia de *anticuerpos antiespermatozoide*, es decir, que el cuerpo reconoce como extraños a los espermatozoides y reacciona contra ellos, pudiendo verse alterada su capacidad fecundante. Se puede presentar en varones con antecedentes de traumatismos, infecciones o cirugías testiculares.

Para profundizar en la valoración de la calidad de los espermatozoides, podemos realizar pruebas que determinen la calidad del material genético de éstos. En la cabeza del espermatozoide se encuentra su material genético, que será incorporado al del óvulo en la fecundación, para formar el núcleo del futuro embrión. Se debe encontrar organizado en cadenas dobles de ADN de manera íntegra en 23 cromosomas, ni uno más ni uno menos.

Para valorar la calidad del material genético del espermatozoide podemos realizar el test de fragmentación de ADN espermático y la Hibridación In Situ Fluorescente (FISH).

Mediante el *test de fragmentación de ADN* podemos medir la integridad del ADN espermático, ya que los varones infértiles tienen una mayor proporción de espermatozoides con roturas o lesiones en el ADN de su material genético y esto puede tener un impacto negativo en los resultados de las técnicas de reproducción asistida, tanto en la fecundación como en el desarrollo del embrión.

El *FISH espermático* se trata de una prueba para estimar la dotación cromosómica de los espermatozoides, es decir, valorar si es correcto el material genético que aportará el espermatozoide al embrión y el riesgo de trasmitirlo. Para ello, mediante técnicas de análisis citogenético fluorescente sobre los espermatozoides del eyaculado se valoran los 3, 5, 7 o 9 cromosomas más relevantes para la fertilidad.

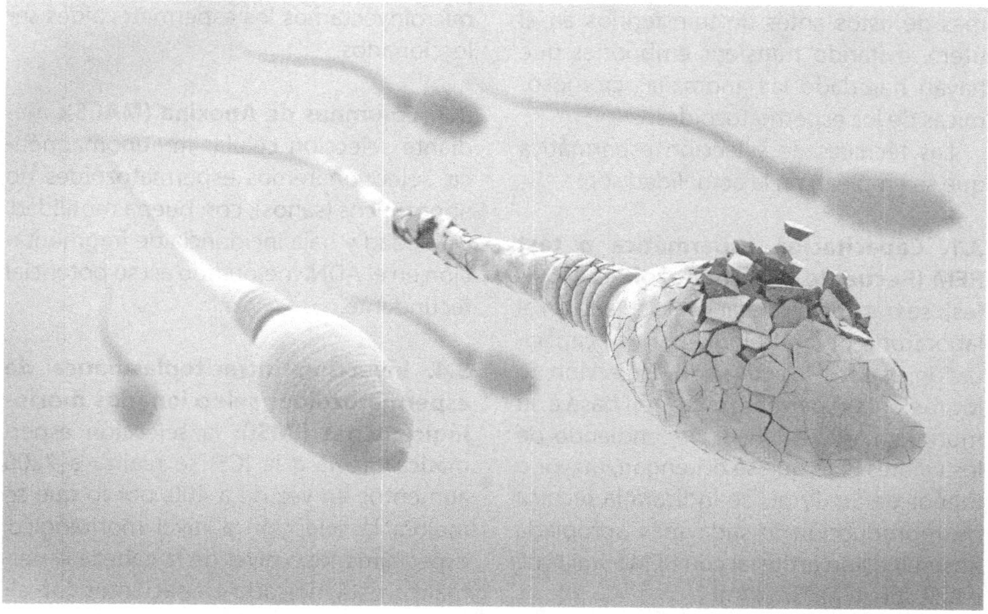

3. Y si mi seminograma no está bien, ¿qué puedo hacer?

Vamos a plantear dos estrategias, la mejora de la calidad espermática y la selección de los espermatozoides de mayor capacidad fecundante.

Lo primero es tratar de mejorar la producción de los espermatozoides evitando aquellos agentes externos que pueden alterar su correcto funcionamiento. Además vamos a tratar de seleccionar, entre los espermatozoides producidos, los "buenos", los que pueden fecundar de manera correcta el óvulo y generar embriones sanos para lograr su implantación y embarazo.

La producción de espermatozoides en el testículo y su maduración en el epidídimo puede verse afectada por exceso de temperatura, tóxicos ambientales, drogas, tabaco, radiación, etc. Vamos a tratar de reducir estos agentes externos que se han descrito como nocivos para la espermatogénesis y causantes de infertilidad masculina.

Como ya hemos comentado en el Capítulo 3, el estilo de vida afecta a la fertilidad de ambos miembros de la pareja, por lo que unos hábitos saludables (alimentación, ejercicio físico, no exposición a tóxicos, reducción de estrés, etc.) nos ayudarán a largo plazo a mejorar la calidad seminal.

Además, los tratamientos con complementos alimenticios antioxidantes (vitamina C y E, Selenio, Zinc, Coenzima Q10, DHA) acompañado de un estilo de vida saludable, reducirán el daño oxidativo de los espermatozoides y sus efectos nocivos sobre su material genético (fragmentación del ADN) y su impacto en la fertilidad.

Actualmente no existen técnicas específicas de selección espermática que consigan obtener espermatozoides con la dotación cromosómica correcta (FISH espermático alterado) para su utilización antes de la FIV. Por ello, se recurrirá a un tratamiento de fecundación *in vitro* con diagnóstico genético preimplantacional (PGT), es decir, generar embriones con los espermatozoides y analizar los cromosomas de estos antes de transferirlos en el útero, evitando transferir embriones que hayan heredado las anomalías cromosómicas de los espermatozoides.

Las técnicas de selección espermática que se emplean en la actualidad son:

3.1. Capacitación espermática o test REM (Recuento Espermatozoides Móviles): se trata de procesar el eyaculado en el laboratorio de andrología para su capacitación, es decir, la activación y selección de los mejores espermatozoides en base a su morfología y motilidad. Dependiendo de los valores REM que se obtengan, mayor o menor de 5mill/mL, se indicará la técnica de reproducción asistida más apropiada (Inseminación artificial con REM>5mill/mL e ICSI con REM<5mill/mL).

3.2. ICSI fisiológica o PICSI (Physiological ICSI): se seleccionarán espermatozoides en base a su afinidad al ácido hialurónico, propio de espermatozoides maduros sin fragmentación en el ADN. Se consiguen mejorar las tasas de fecundación, implantación, embarazo y aborto cuando microinyectamos los espermatozoides seleccionados.

3.3. Columnas de Anexina (MACS): mediante selección celular inmunomagnética, seleccionaremos espermatozoides no apoptóticos (sanos), con buena motilidad, viabilidad y baja incidencia de fragmentación en el ADN, mejorando así su potencial fecundante.

3.4. Inyección intracitoplasmática de espermatozoides seleccionados morfológicamente (IMSI): la selección espermática previa a la ICSI se realiza a 7200 aumentos en vez de a 400, por lo que se mejora la selección a nivel morfológico, especialmente a nivel de la cabeza espermática. Está indicado en pacientes con alteraciones graves en la morfología espermática (teratozoospermia grave). Se trata de una técnica poco extendida debido al alto coste del equipamiento necesario.

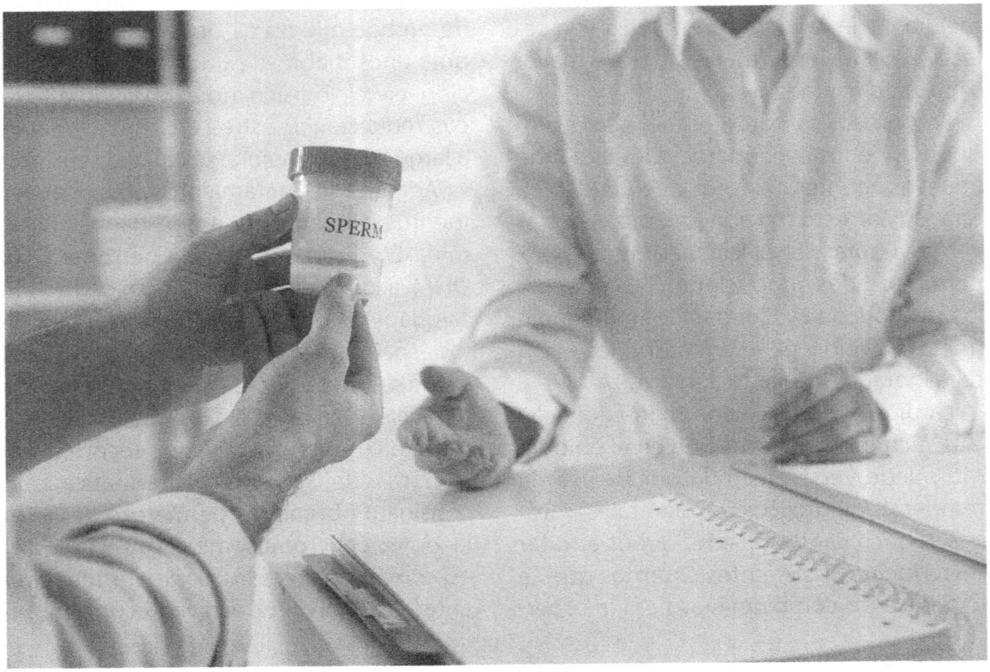

3.5. FertileChip o ZyMōt™ ICSI: se trata de un dispositivo mediante el cual conseguimos seleccionar los espermatozoides con mejor motilidad, basado en la separación espermática por microfluidos, imitando las condiciones del tracto vaginal femenino. Los espermatozoides que se seleccionan, además de tener buena motilidad y morfología, muestran menor tasa de fragmentación de su ADN.

4. ¿Y si mi fertilidad está en peligro? Criopreservación de espermatozoides.

La congelación de espermatozoides (eyaculado, epididimarios o testiculares) es una técnica habitual en el laboratorio de FIV que nos ayuda a preservar la fertilidad de los pacientes en los casos de pérdida de fertilidad inminente (tratamientos gonadotóxicos como quimio o radioterapia o previo a vasectomía) o por motivos logísticos (ausencia del varón durante el tratamiento).

5. ¿Y si no tengo espermatozoides (azoospermia)?

Es fundamental, como ya hemos descrito anteriormente, determinar la causa de la ausencia de espermatozoides en el eyaculado con un mínimo de dos seminogramas, tras la realización de consulta con vuestro ginecólogo especialista en reproducción, exploración andrológica e interpretación de resultados de las pruebas hormonales y genéticas realizadas.

La azoospermia puede tener dos orígenes, causa obstructiva o secretora. La azoospermia obstructiva se debe a la obstrucción de las vías seminales por las que los espermatozoides son transportados desde el testículo hasta ser eyaculados, es decir, la producción de espermatozoides es normal pero no pueden ser evacuados. Puede ser debido a traumatismos, post-vasectomía, inflamación o ausencia por alteraciones genéticas (ej. agenesia deferentes en fibrosis quística). También puede ser origen secretor, no se producen espermatozoides en el testículo por causas hormonales o genéticas (cariotipo alterado o microdelecciones cromosoma Y).

Una vez identificada la causa de la azoospermia, obstructiva o secretora, la técnica de elección es la biopsia testicular e ICSI. Se tratará de aislar espermatozoides de la pulpa testicular biopsiada o aspiración del contenido del epidídimo, para su posterior microinyección en el óvulo. El éxito de la recuperación de espermatozoides dependerá del tipo de azoospermia, siendo más exitosa en el caso de las obstructivas (cerca del 100%) que en las secretoras (30-70%). En el caso de no conseguir espermatozoides, se podrá optar por la utilización de semen de donante.

8

El útero y el endometrio a veces precisan estudios especiales

Dras. Elena Puente Gonzalo, Mª Auxiliadora Vega Jiménez

¿SABÍAS QUÉ... ?

A pesar de los avances en los últimos años en las técnicas de Reproducción Asistida, la mejora en los medios de cultivo, criterios de selección embrionaria, cultivo extendido a blastocisto, diagnóstico genético preimplantacional, etc., solo es posible alcanzar tasas de gestación en torno al 60-70% aunque sean pacientes de buen pronóstico y en las mejores condiciones. Desconocemos muchos de los factores implicados en la implantación embrionaria, y es muy posible que el útero juegue un papel más relevante de lo considerado hasta ahora.

El tejido endometrial constituye un tejido único que experimenta cambios cíclicos todos los meses, menstruación, proliferación, secreción y decidualización, bajo el influjo de las hormonas ováricas. Contiene una amplia variedad de células del sistema inmunes cuya composición y densidad fluctúa periódicamente. Los cambios durante el ciclo de éstas y de otros factores endometriales juegan un papel crucial en el remodelado del endometrio y su preparación para una eventual gestación. Se denomina ventana de implantación al período en que el endometrio reúne las condiciones más óptimas para su adecuada interacción con el trofoblasto embrionario habitualmente entre el sexto y décimo día tras la ovulación. En ese período se pone en marcha el proceso de implantación embrionaria que comprende 4 fases: aposición, adhesión, rotura del epitelio e invasión del tejido endometrial permitiendo el desarrollo del embrión hasta el término.

El éxito reproductivo viene dado por dos factores fundamentales: la calidad embrionaria y el adecuado estado del endometrio. En los últimos años hay un mayor número de artículos de investigación que se ocupan de la receptividad endometrial y se han desarrollado nuevos tests de evaluación de la ventana de implantación. Son muchos los factores implicados en la adecuada receptividad endometrial y que han de formar parte de la valoración de cada pareja al objeto de optimizar los resultados. Es fundamental descartar patología orgánica de la cavidad (como presencia de pólipos, miomas o istmocele en la cicatriz de la cesárea), así como alteraciones estructurales (malformaciones uterinas que se asocian a una disminución significativa de la tasa de implantación y gestación clínica, y a una mayor tasa de abortos y prematuridad) o presencia de adherencias en la cavidad, asociadas a infertilidad, aborto de repetición o placentación anómala, patología inflamatoria del endometrio, endometritis crónica vinculada a fallo de implantación y aborto de repetición y por último presencia de adenomiosis que afecta al 22% de las mujeres infértiles menores de 40 años, y que tiene un impacto negativo sobre la fertilidad, de hecho algunos autores preconizan su despistaje en mujeres con infertilidad de causa inexplicada.

En definitiva, realizar un estudio pormenorizado a nivel uterino es fundamental.

1. ¿Qué papel desempeña la ecografía en la valoración del útero?

La ecografía transvaginal es el primer test que realizamos para el estudio del útero, nos permite descartar patología que puede reducir la posibilidad de implantación del embrión:

- **Pólipos endometriales**. Son formaciones benignas que suponen un crecimiento focal de la mucosa endometrial; pueden ser únicos o múltiples, sésiles o pediculados con un tamaño que varía de mm a cm. Su etiología es desconocida, se cree que se trata de una respuesta hiperplásica a niveles elevados de estrógenos. Pueden ser asintomáticos o causar sangrado irregular e infertilidad por diversos mecanismos. Según el trabajo de Pérez Medina sobre 215 mujeres infértiles con diagnóstico ecográfico de pólipo endometrial se objetivó doble probabilidad de gestación en el grupo sometido a polipectomía respecto al grupo control, además el 65% de las pacientes del grupo de polipectomía se embarazaron espontáneamente. Dado que el 70% de los pólipos persisten tras un año con manejo expectante y el tiempo es esencial en la mujer infértil, se recomienda restaurar la anatomía normal de la cavidad antes de realizar cualquier técnica de reproducción asistida (TRA).

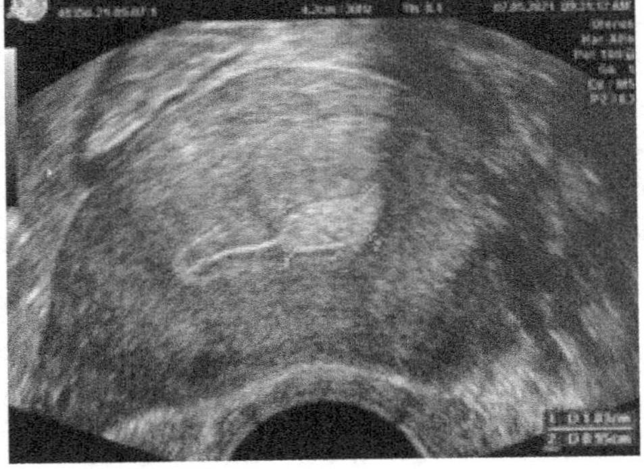

- **Miomas.** Suponen la enfermedad más común del útero, se diagnostican en un 20-25% de las mujeres en edad reproductiva; una de cada 10 mujeres que realiza TRA tiene fibromas uterinos. Son tumores monoclonales con bajo índice mitótico, lo que explica su bajo potencial de malignidad que oscila entre 0,3-0,4%. Se cree que se desarrollan tras un golpe genético, como una mutación en el gen MED12, que puede conducir a que una célula madre miometrial se transforme en una célula madre fibroide que es responsable de la proliferación y crecimiento del mioma; también se han implicado factores hormonales, factores de crecimiento o cambios a nivel de la matriz extracelular. Existen además una serie de factores de riesgo: son más frecuentes en mujeres afroamericanas con una prevalencia de 3-9 veces superior comparadas con asiáticas y caucásicas, hipertensión, diabetes, obesidad, historia familiar, nuliparidad, menarquia precoz, dieta rica en vitamina A y alto consumo de carnes rojas. Su presencia induce cambios en la receptividad endometrial, expresión génica, células inmunes, promueven inflamación, distorsionan el endometrio y alteran la contractilidad. Se clasifican según su localización submucosos: tipo 0 están totalmente dentro de la cavidad uterina, tipo I el 90-50% del mioma en cavidad uterina y tipo 2 menos del 50% dentro de la cavidad. Su presencia se asocia a peor éxito reproductivo, tasas de implantación más bajas, mayor incidencia de pérdida temprana del embarazo en comparación con las mujeres sin miomas, por lo que se recomienda cirugía. En los miomas intramurales se recomienda cirugía si su tamaño es de 5 cm o más, y en los subserosos no se recomienda cirugía.

- **Adenomiosis.** Se define como la invasión del tejido endometrial que recubre la cara interna del útero en la pared muscular del útero. Se ha sugerido que puede tener un efecto desfavorable sobre la fertilidad por diversos mecanismos: alteración anatómica de la cavidad uterina, y de la unión entre el útero y las trompas, trastornos de la movilidad de las trompas y del músculo uterino, alteración de la receptividad endometrial, con un ambiente de exceso de hormonas femeninas (estrógenos) y de resistencia a la progesterona. Recientemente el grupo MUSA (Morphological Uterus Sonographic Assesment) ha establecido un sistema de clasificación de los distintos tipos de adenomiosis en base a los hallazgos ecográficos. Ello ha facilitado su clasificación diagnóstico y seguimiento limitando así el uso de otros estudios mas costosos como la resonancia magnética. El retraso en la búsqueda de gestación ha aumentado su prevalencia en la población de mujeres infértiles, así presentan adenomiosis el 22% de las mujeres infértiles menores de 40 años. Los síntomas más frecuentes son dismenorrea (dolor menstrual), menorragia (sangrado menstrual abundante y prolongado), dolor pélvico crónico y dispareunia (relaciones sexuales dolorosas).

- **Malformaciones uterinas.** La incorporación de la ecografía 3D constituye a día de hoy el mejor método para el diagnóstico y clasificación de las *malformaciones uterinas* presentes en el 7,3% de las mujeres infértiles y hasta el 16,7% en mujeres con aborto de repetición. El grupo CONUTA (Congenital Uterine Anomalies) establece en el 2013 un sistema de clasificación de las anomalías uterinas estableciendo 6 clases basándose en la anatomía uterina. Se asocian a peor éxito reproductivo, de ahí la importancia de su diagnóstico precoz. La ecografía 2D nos va a permitir la evaluación del endometrio, se considera un importante indicador de la receptividad endometrial. El endometrio además de presentar un patrón trilaminar ha de alcanzar un grosor adecuado para favorecer la implantación; se considera un endometrio fino aquél con un espesor menor de 7 mm, en el momento de la inducción de la ovulación o en el día de inicio de progesterona en caso de transferencia de embriones criopreservados. Según diversos autores el endometrio fino se asocia a menor tasa de recién nacido vivo.

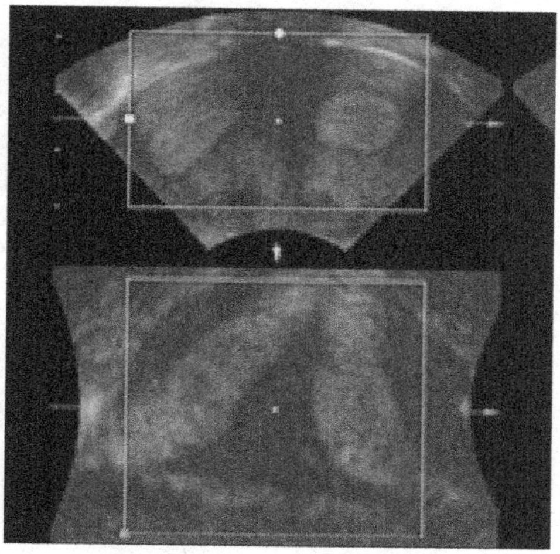

2. ¿Es preciso realizar una histeroscopia antes de una TRA?

Se considera que es la técnica más sensible para evaluar la mucosa endometrial. No parece que realizar una histeroscopia previa al inicio de TRA en mujeres asintomáticas mejore las tasas de gestación, pero sí está indicada su realización ante sospecha de patología como adherencias, atrofia endometrial o endometritis, o como parte del estudio de fallo implantación o aborto de repetición.

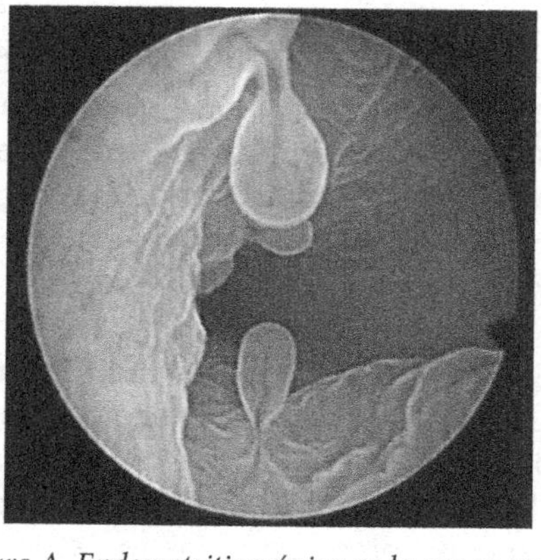

Figura A. Endometritis crónica en la que se aprecia hiperemia, edema del estroma y micropólipos.

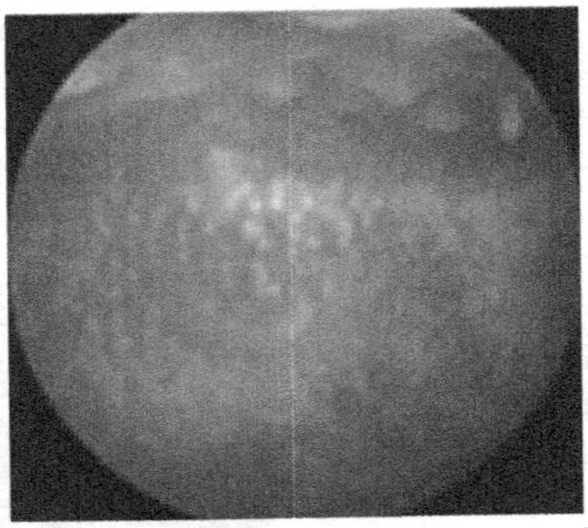

Figura B. Endometrio en fresa: hiperemia de la mucosa con punteado blanco periglandular.

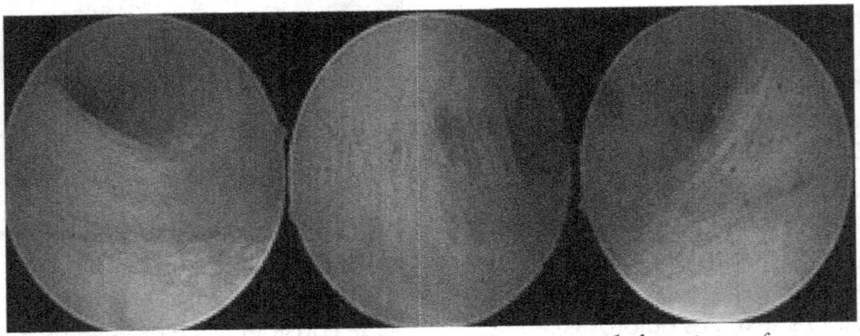

Figura C. Síndrome de Asherman: se visualiza una cavidad uterina en forma de túnel con presencia de adherencias. Los ostium no son visibles.

3. ¿Qué implicación tiene el microbioma del tracto genital en el éxito reproductivo?

Se conoce como microbiota el conjunto de microorganismos en una localización anatómica determinada. El término microbioma incluye la microbiota, su información genética y el microambiente que la rodea. El término disbiosis alude a la alteración del equilibrio de un determinado microbioma y se ha asociado a patologías como la enfermedad pélvica inflamatoria, diabetes, esclerosis múltiple, alergias, cáncer…

Las mujeres sanas en edad reproductiva presentan un microbioma vaginal dominado por Lactobacilos, que producen ácido láctico tras la metabolización del glucógeno así como sustancias con actividad bactericida que le confieren protección frente a la vaginosis bacteriana e infecciones de transmisión sexual. Hasta hace tres décadas se pensaba que la cavidad uterina era estéril, hoy las modernas técnicas de secuenciación del gen RNA 16S procariota han confirmado la existencia de una población bacteriana en el tracto genital superior femenino, dominada por lactobacilos. Algunos grupos como el de la Dra. Moreno han determinado que la composición de la microbiota endometrial influye en el éxito reproductivo; otros autores como Franasiak o Hashimoto no han encontrado diferencias pero sí parece plausible que este microbioma tenga un impacto en el desarrollo de enfermedades infecciosas relacionadas con infertilidad como la enfermedad inflamatoria pélvica o la endometritis crónica (CE). Esta entidad tiene una gran relevancia, pues está presente en el 40% de mujeres que presentan AR o FI. Es producida por bacterias comunes como Estreptoco, Escherichia Coli, Enteroco faecalis. La presencia de estas bacterias, condiciona cambios en células inmunes implicadas en la implantación, expresión alterada de genes relacionados con inflamación, proliferación y apoptosis, cambios en el remodelado endometrial en la fase lútea, cambios en receptores esteroideos, así como modificaciones en el patrón de contractilidad uterina, todo ello con un importante impacto en la implantación.

Para su diagnóstico el Gold Standard es la toma de biopsia endometrial preferiblemente en fase folicular con estudio histológico convencional e inmunohistoquímico con marcador CD 138 (figura 1); la histeroscopia en manos expertas tiene una alta correlación con el estudio histológico y más recientemente la aplicación de técnicas de secuenciación masiva constituyen una importante herramienta para el diagnóstico. El tratamiento es mediante antibióticos al objeto de restaurar el microbioma endometrial y por consiguiente la receptividad del endometrio. Es importante pensar en esta entidad en mujeres con FI o AR pues a menudo cursa de forma asintomática o con síntomas muy inespecíficos (dolor pélvico, sangrado disfuncional, dispareunia, leucorrea, cistitis, vaginitis de repetición).

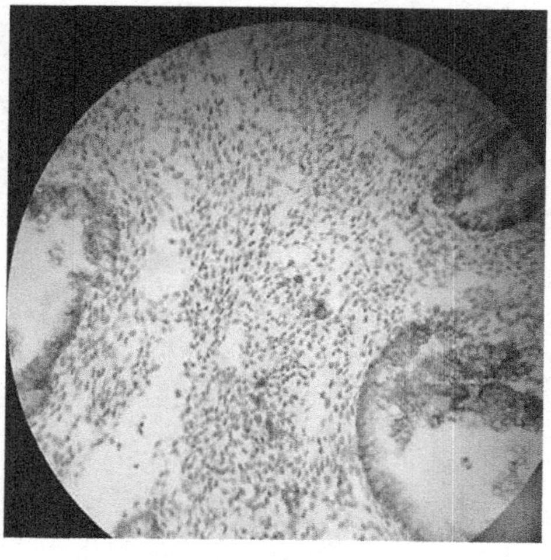

Figura 1.

4. ¿Qué significa que la ventana de implantación está desplazada?

El estudio ecográfico 2D y 3D nos permite realizar el diagnóstico de la patología orgánica y estructural de la cavidad uterina; la histeroscopia confirma la sospecha de patología inflamatoria o presencia de adherencias endometriales. Sin embargo, cuando no se consigue la gestación y los estudios de alteraciones morfológicas o estructurales son normales, hemos de valorar alteraciones a nivel funcional. El estudio de funcionalismo endometrial es crucial, permite conocer el momento en que el endometrio es más receptivo para la implantación y permite realizar la transferencia embrionaria en el momento más óptimo. En nuestro país existen dos pruebas: ERA y ER Map. La primera es la más extendida y se ha desarrollado tras analizar la transcriptómica (colección de todas las lecturas de genes presentes en una célula) del endometrio receptivo en donantes de óvulos. Consiste en realizar un ciclo de prueba ya sea natural (biopsia siete días tras pico de LH) o sustituido (biopsia tras 5 días completos de administración de progesterona) de manera que se realiza una toma de tejido endometrial en el día en que supuestamente se transferiría el embrión. Si el perfil de expresión génica es receptivo se recomienda realizar la transferencia embrionaria siguiendo la misma pauta, y en caso contrario se realizará una transferencia personalizada según resultado del test, que se clasifica como pre receptivo en un 84% de los casos o post-receptivo en un 16%.

9

Técnicas de reproducción asistida. ¿Qué es? ¿Quién? ¿Cuándo?

Dres. Juana Hernández Hernández, Mª Victoria Rodríguez Gallego, José A. Arizaleta Urarte

¿SABÍAS QUÉ... ?

Cuando una pareja desea tener hijos y no lo consigue mediante relaciones sexuales (coito), tiene que recurrir a técnicas que en su conjunto se llaman *"Técnicas de Reproducción Asistida" (TRA)*.

Las *"Técnicas de Reproducción Asistida"* tienen como finalidad la actuación médica ante la infertilidad humana para facilitar la procreación cuando otros tratamientos se hayan descartado por inadecuados o ineficaces.

Incluyen:

1. La inseminación artificial con semen de la pareja (IA).
2. La inseminación artificial con semen de donante (IAD).
3. La fecundación in vitro (FIV).
4. La fecundación in vitro con microinyección espermática (ICSI).
5. La fecundación in vitro para diagnóstico genético del embrión para descartar anomalías cromosómicas o genéticas (test genético preimplantacional o PGT).
6. La ovodonación (OD).
7. La donación de embriones (ED).
8. Método ROPA para parejas del mismo sexo.

En todos los casos se precisa la actuación de profesionales (ginecólogos expertos en reproducción, embriólogos y genetistas, fundamentalmente) que tratan el problema detectado, antes de introducir los espermatozoides o el embrión en el interior de la cavidad uterina de la mujer.

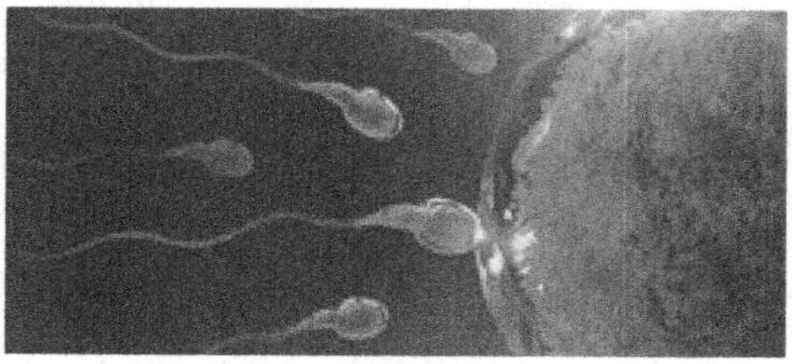

1. Inseminación artificial con semen de la pareja.

Se suele asociar inducción de la ovulación para asegurar la existencia de óvulos disponibles. Para mejorar el potencial de fertilidad de los espermatozoides se realizan una serie de procedimientos en el laboratorio que en conjunto llamamos *capacitación espermática*. Posteriormente este semen capacitado se coloca en el interior de la cavidad uterina, con una sonda muy fina e indolora, cerca de la entrada de las trompas.

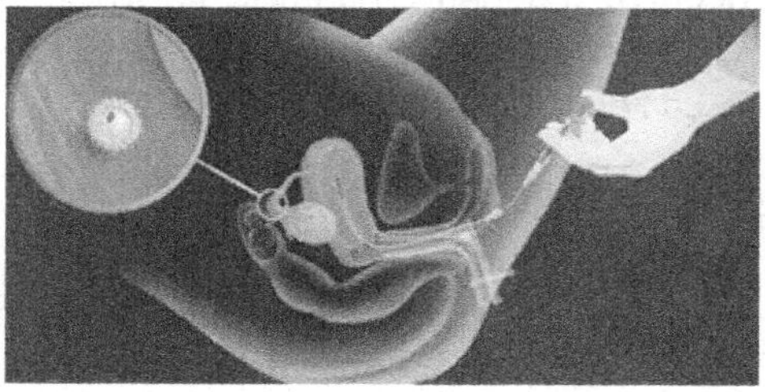

Está indicada cuando hay factores masculinos como incapacidad para el coito o disminución en el número o en la movilidad espermática (pero siempre por encima de 3,5 millones), o por factores femeninos como problemas cervicales (tras una conización, por ejemplo), endometriosis no susceptible de cirugía o problemas de ovulación no resueltos con tratamientos hormonales) y cuando no sabemos cuál es la causa (infertilidad de origen desconocido) y se lleva intentando embarazo más de un año en parejas en las que la mujer tiene más de 35 y más de dos años en las parejas en las que la mujer tiene menos de 35.

2. La inseminación artificial con semen de donante.

La técnica es similar, pero los espermatozoides proceden de un donante joven bien estudiado (mediante análisis generales, estudio serológico, cariotipo, panel genético y estudio seminal), además de haber sido seleccionado tras test psicológico.

Está indicada cuando no hay espermatozoides en el semen de la pareja (azoospermia) y en casos en que la movilidad y el número de espermatozoides es tan bajo que, aunque estuviera indicada la Fecundación In Vitro o la ICSI, la pareja decide no someterse a esas técnicas y, por supuesto, en parejas ambas de sexo femenino.

También está indicada en el caso de que una enfermedad pueda transmitirse con el coito (por ejemplo, el VIH) o en enfermedades hereditarias de origen masculino y que la pareja no desee pasar por la FIV para hacer descartar la enfermedad mediante test genético preimplantacional.

3. La Fecundación "in vitro" o FIV.

Es la técnica de reproducción asistida mediante la cual el espermatozoide del hombre y el ovocito de la mujer se unen en el laboratorio, donde ocurre la fertilización. El embrión resultante es transferido al útero, donde se desarrolla normalmente.

Patrick Steptoe y Robert Edwards fueron los primeros en describir la técnica y la primera niña nacida por este procedimiento fue Louise Brown en 1978.

Se concibió para solucionar los problemas de fertilidad que tenían como origen las trompas de Falopio (conductos que se encargan de recoger el óvulo y acercárselo a los espermatozoides, donde de forma natural se produce la fecundación; comunican el ovario con el útero). Pero se han ido ampliando las indicaciones y se utiliza en pacientes con endometriosis (no resuelta por otros métodos), problemas espermáticos y esterilidad de origen desconocido que no se hayan embarazado con inseminación. También se utiliza en casos en que se hayan congelado gametos, tanto masculinos como femeninos por problemas oncológicos, aunque en estos casos suele indicarse la ICSI.

4. La microinyección espermática o ICSI.

La ICSI consiste en micoinyectar un espermatozoide, con buena morfología y movilidad, en la mejor zona del interior del ovocito; es decir sólo se necesita un espermatozoide y un ovocito u óvulo.

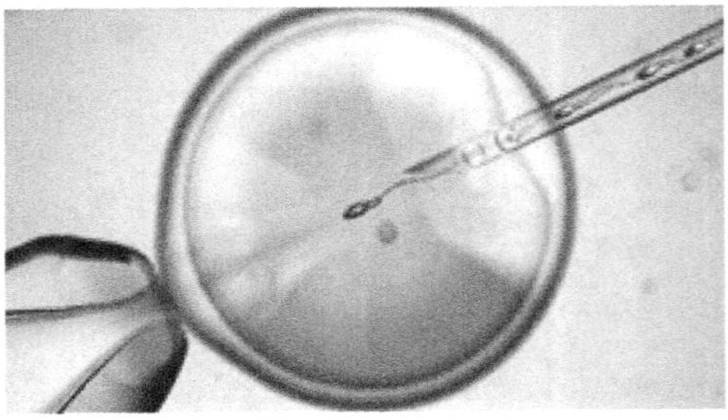

Está indicada en parejas en las que hay muy pocos espermatozoides, o no son móviles a simple vista (necrozoospermia), así como en ausencia de espermatozoides en el semen pero que existan en el testículo (azoospermia obstructiva), por ejemplo tras la vasectomía (en este caso los espermatozoides se pueden conseguir por biopsia testicular) y en fallos de fecundación tras ciclos de FIV.

5. La fecundación in vitro para diagnóstico genético del embrión para descartar anomalías cromosómicas o genéticas (test genético preimplantacional o PGT).

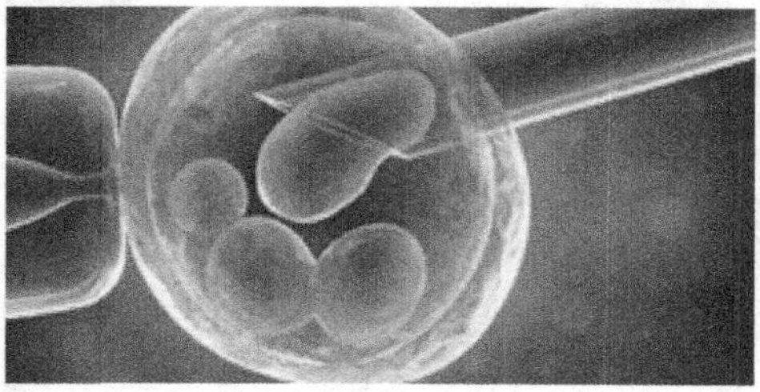

Está indicada en enfermedades genéticas o alteraciones cromosómicas de cualquier miembro de la pareja. Se hace biopsia embrionaria en el día 5 o 6 después de la fecundación y se analiza un grupo de células que representan a todo el embrión. Se desechan los embriones enfermos y se transfieren sólo los sanos.

6. La ovodonación (OD).

Utilización de óvulos de donante joven, bien estudiada (se les realizan todas las pruebas recomendadas por la Sociedad Española de Fertilidad,) y con el semen del marido o de donante, si es necesario, se realiza la FIV o la ICSI.

Está especialmente indicada en mujeres con ausencia de ovarios (congénita o tras cirugía) y en la menopausia precoz, pero también recurrimos a ella en mujeres con mala respuesta a la inducción de la ovulación y en fracaso de las TRA tras varios ciclos de FIV.

7. La donación de embriones (ED).

Cuando nos enfrentamos a factores mixtos graves (masculino y femenino) y la pareja acepta esta técnica por ser la más sencilla para ambos, aunque el embrión no tenga ningún gameto de la pareja.

8. El método ROPA en parejas de sexo femenino (ROPA= recepción de ovocitos de la pareja).

Se utiliza el óvulo de una de las dos (estimulando igual que en la FIV) y una vez conseguido el embrión (con semen de donante), se coloca en la cavidad uterina de la otra mujer (transferencia embrionaria); para ello debemos preparar su endometrio para que esté coordinado con el embrión. Si está coordinado en el mismo ciclo se puede hacer transferencia embrionaria en fresco y si no, se pueden criopreservar los embriones (congelar) y hacerle la transferencia embrionaria en ciclo diferido.

9. ¿Cuándo es el momento para recurrir a estas técnicas?

Todos sabemos que conforme se incrementa la edad de la mujer disminuye su fertilidad.

Entre mujeres sin problemas de fertilidad tras 12 meses de coitos sin protección, la tasa de embarazo es del 86% entre los 20 y 24 años, del 78% entre los 25 y 29 años, del 63% entre los 30 y 34 años y del 52% entre los 35 y 40 años.

Lo adecuado es intentar embarazo antes de los 35 años.

Deben consultar al ginecólogo experto en reproducción:

- Las parejas en que las que la mujer tiene 35 años o menos: si después de un año con relaciones sexuales normales (2-3 por semana), y sin utilizar ningún método anticonceptivo no consiguen embarazo.
- Las parejas en las que la mujer sea mayor de 35 años: si después de 6 meses de relaciones sexuales normales (2-3 por semana), sin métodos anticonceptivos, no consiguen gestación.

Una vez estudiados por los expertos en reproducción, se valorará dónde está el problema y, de forma consensuada con ambos miembros de la pareja, se decidirá qué técnica será la más adecuada para resolverlo.

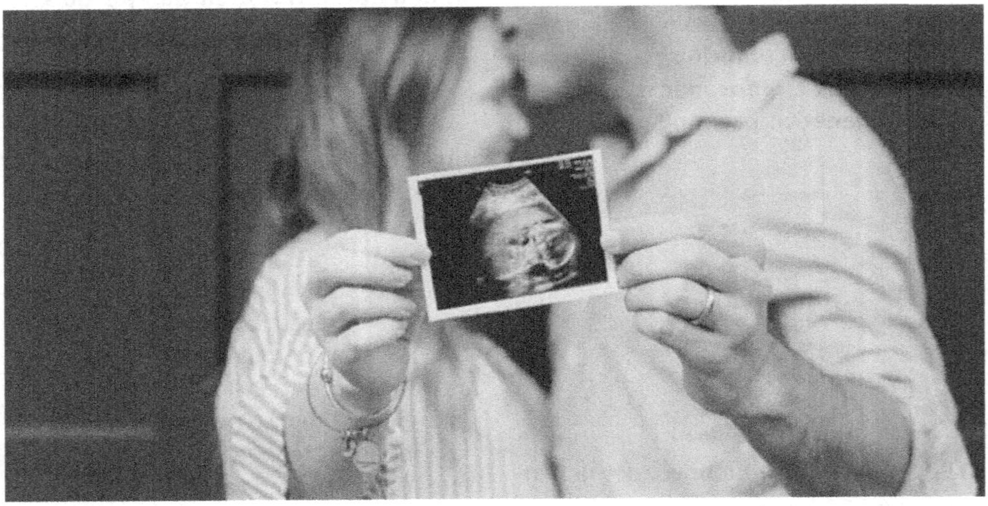

10

Inseminación artificial

Dras. Carmen Sanabria Rodríguez, Inés I. Suarez Vergara

¿SABÍAS QUÉ... ?

La Inseminación artificial es la técnica de Reproducción Asistida más sencilla. Consiste en depositar una muestra preparada de semen en el aparato genital femenino, normalmente en el interior del útero, mediante la utilización de unos catéteres flexibles que pasan a través del cuello uterino de forma absolutamente indolora. Puede realizarse con semen de la pareja o bien con el de un donante (banco de semen). Normalmente se realiza combinada con una estimulación suave de la ovulación para mejorar las posibilidades de embarazo y sincronizar la inseminación con el momento en que ocurre la ovulación.

Es una técnica que se realiza en la consulta y precisa una o dos visitas al centro para controlar el momento de la ovulación mediante ecografía.

En España nacen al año del orden de 5000 niños gracias a esta técnica.

Si bien hace unos años se consideraba que era una técnica que no superaba a una conducta expectante, en las ultimas guías de las diferentes sociedades científicas europeas y norteamericanas, se considera un tratamiento de elección en las parejas con buen pronóstico reproductivo, antes de pasar a técnicas más complejas por su seguridad, bajo coste económico y emocional y sus tasas acumuladas de embarazo.

1. ¿Cuándo optaremos por esta técnica?

a) Usando semen de la pareja:

Habitualmente se indica cuando hay una alteración leve o moderada del semen del varón (se conoce como factor masculino leve o moderado: en cantidad, movilidad o calidad morfológica, entre otras), en casos de disfunción sexual de uno de los miembros de la pareja (disfunción eyaculatoria, vaginismo, por ejemplo) y en los casos de esterilidad sin causa aparente (diagnóstico realizado en el estudio básico o convencional de fertilidad). También puede optarse por la inseminación como una primera línea de tratamiento en casos de endometriosis no severas y en alteraciones de una de las trompas.

b) Usando semen de banco (donante):

Se realizará en mujeres sin pareja masculina, en casos de ausencia de espermatozoides en el varón (azoospermia), cuando hay riesgo de transmisión de enfermedades genéticas por parte del varón que no nos permita hacer un diagnóstico genético de los embriones (diagnóstico genético preimplantacional) y cuando haya un riesgo de transmisión de enfermedades infecciosas a la pareja o a la descendencia.

2. ¿Qué requisitos son necesarios?

Es importante que las mujeres, o bien las parejas, según sea el caso, sepan que no se puede indicar una inseminación sin haber hecho un estudio básico de fertilidad que nos permita realizar el diagnóstico de su caso y establecer un pronóstico reproductivo basado en sus condiciones particulares. Hay que solicitar las pruebas diagnósticas que puedan ayudar a predecir el éxito de la técnica, pues los resultados de éstas van a condicionar que indiquemos una inseminación o elijamos otra técnica. Los factores que a priori nos van a orientar más son la edad de la mujer y el tiempo de esterilidad.

2.1. Estudio de la mujer.

a) La mujer debe poder ovular con o sin tratamiento y tener una reserva ovárica adecuada (un perfil hormonal adecuado y/o un recuento de folículos antrales suficiente (los folículos antrales son aquellos que se ven por ecografía antes de seleccionarse el que va a dar lugar a la ovulación).

b) No debe presentar alteraciones que impidan o dificulten un embarazo, lo desaconsejen o bien requieran de un tratamiento previo (miomas, pólipos, endometriosis severa, etc.). En algunos casos, aunque la mujer sea joven, circunstancias como una endometriosis moderada-severa, un recuento de folículos bajo, o una edad límite nos hace aconsejar otra técnica.

c) Cuando se trate de inseminación conyugal, lo más razonable es que lleven poco tiempo de infertilidad: entre 1-3 años dependiendo de la edad, en mujeres de buen pronóstico reproductivo.

d) La edad debería ser inferior a los 38 años en inseminación conyugal u homóloga. En mujeres mayores y en aquellas que no tengan buen pronóstico reproductivo debería indicarse directamente fecundación in vitro. Sin embargo, cuando no hay antecedentes de disfunción reproductiva (como en las mujeres que no tienen pareja masculina), se puede ampliar la indicación a un rango de edad superior (hasta los 40 años) teniendo muy en cuenta su reserva ovárica.

e) Valoración del útero y anejos (ovarios y trompas): lo haremos mediante Ecografía 2D/ 3D (según sea el caso) con valoración útero (cavidad endometrial, morfología uterina) y anejos (valoración de los ovarios y de alteraciones visibles de las trompas, que en condiciones normales no se visualizan).

f) Valoración de las trompas: Es importante que sean permeables, al menos una y que no haya hallazgos en las mismas que dificulten la gestación o que favorezcan pérdidas gestacionales (abortos). Se hace mediante:

- **Histerosalpingografía** (estudio radiológico con contraste de la cavidad uterina y de las trompas, evaluando la permeabilidad y también descartando que haya hidrosalpinx (dilatación y acúmulo de fluido en las trompas que puede ser tóxico para la implantación de los embriones, pues refluye a la cavidad uterina).
- **Histerosonosalpingografia:** en este caso se realiza sin medio de contraste radiológico, por ecografía y con otro tipo de sustancias que permiten visualización de las trompas en tiempo real.

En algunos casos de inseminación artificial con semen de donante, si la mujer no ha tenido relaciones heterosexuales ni presenta antecedentes de factores de riesgo de infección ni hallazgos ecográficos, podríamos obviar la realización de la histerosalpingografía, informando a la paciente.

g) Opcionalmente se puede solicitar estudio de portadores de algunas enfermedades que solo se heredan si coinciden las mutaciones genéticas en los dos miembros de la pareja. Se denomina también *estudio de compatibilidad* (*Matching*). Se puede hacer a los dos miembros de la pareja, pero lo más habitual es realizarlo en las mujeres que vayan a realizar inseminación con semen de donante. Ello permite al banco de semen seleccionar al donante que no sea portador de las mismas enfermedades que la mujer receptora. En la población general, todos somos portadores de unas 40-50 enfermedades de herencia autosómico recesiva y de algunas recesivas ligadas al cromosoma X. Haciendo esta prueba de compatibilidad, se trata de prevenir que el recién nacido, a lo largo de su vida, pueda desarrollar alguna de estas enfermedades.

2.2. Estudio de la pareja o donante.

Se requiere un semen que presente las características necesarias para que la técnica tenga un buen rendimiento (criterios de la OMS 2010) y disponga de un buen recuento de espermatozoides móviles: 3-5 millones por ml (esto se denomina REM).

Los biólogos evalúan otras características del semen aparte de la movilidad, como:

a) La morfología espermática ya que cuando está muy alterada y supera el 97% de los espermatozoides, es recomendable realizar microinyección espermática (ICSI) y no inseminación.

b) La existencia, o no, de signos de infección, mediante serologías negativas (se estudia si padecen o han padecido hepatitis, sífilis, sida…).

En el caso de los donantes, los bancos de semen autorizados siguen unos criterios muy estrictos a la hora de seleccionar a los donantes, no solo en cuanto estudio de enfermedades infecciosas sino en el estudio de portadores de enfermedades recesivas. La legislación española no permite elegir donante, si bien los centros médicos solicitan muestras de varones con características (fenotipo, grupo sanguíneo y Rh) que sean acordes a las de la mujer y a su pareja (en los casos de azoospermia, por ejemplo).

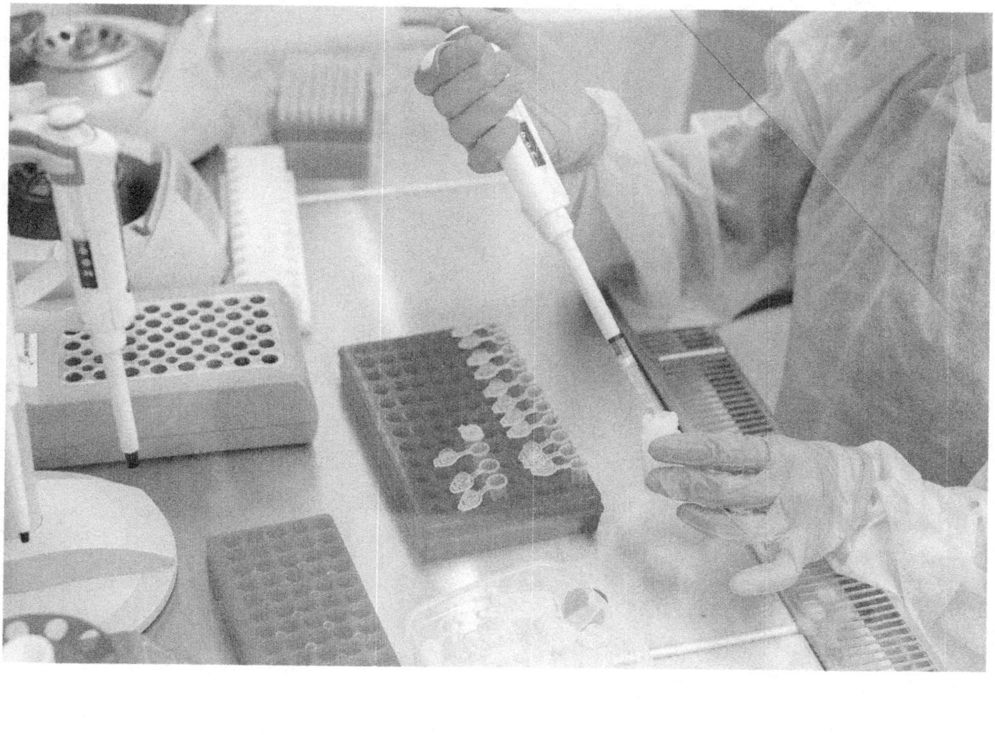

2.3. Muestra seminal.

La técnica no se puede realizar con una muestra de semen tal cual se eyacula, sino con espermatozoides seleccionados por diferentes procedimientos para capacitarlos. El objetivo, además de seleccionar y concentrar los espermatozoides más móviles, es evitar introducir en el útero componentes del semen que pudieran provocar efectos secundarios severos en la mujer.

En resumen: los requisitos necesarios para realizar una inseminación artificial (IA) conyugal han de ser una edad de la mujer menor de 38 años, buena reserva de óvulos y permeabilidad de las trompas uni o bilateral, así como un semen con un recuento de espermatozoides móviles adecuado tras capacitación. En cuando a la inseminación artificial con semen de donante sería lo mismo, pero ampliando la edad hasta los 40 años.

3. Procedimiento.

La inseminación artificial se puede llevar a cabo durante el ciclo natural, o después de un proceso de estimulación ovárica. La tasa de embarazo es significativamente mayor en los ciclos estimulados. La estimulación de los ovarios se realiza mediante el uso de fármacos cuya acción es similar a la de ciertas hormonas producidas por la mujer. La finalidad de este tratamiento es obtener el desarrollo de uno o varios folículos, en cuyo interior se encuentran los ovocitos.

El proceso de estimulación ovárica se controla habitualmente mediante ecografías vaginales que informan del número y tamaño de los folículos en desarrollo, y en ocasiones, además, se realiza la determinación de ciertas hormonas. Una vez obtenido el desarrollo adecuado, se administran otros medicamentos para lograr la maduración final de los ovocitos y programar el momento más adecuado para realizar la inseminación.

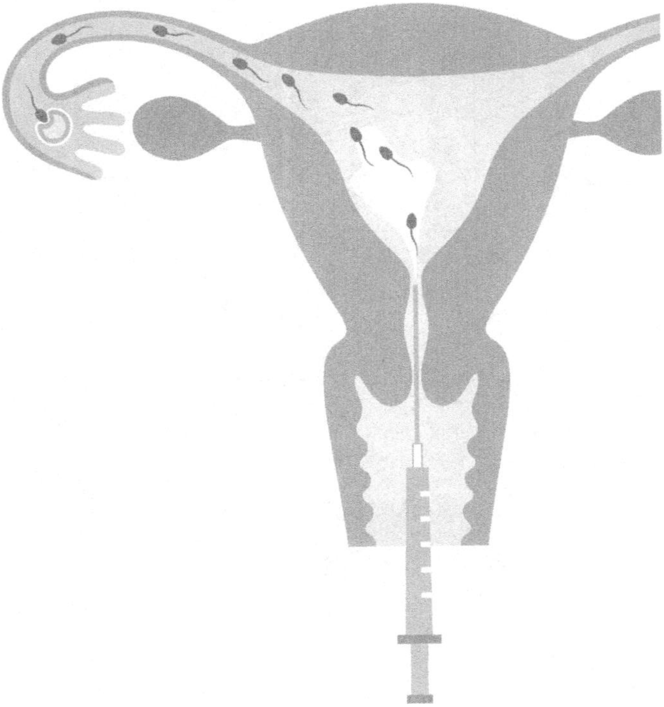

4. ¿Cuantas inseminaciones se deben realizar en cada ciclo?

Está demostrado que no es preciso realizar más de una inseminación por ciclo ya que una posterior inseminación no mejora los resultados reproductivos (nivel de evidencia muy elevado, 1a).

5. ¿Cuántos ciclos han de realizarse?

En aras de conseguir realizar la estrategia más efectiva y con menor coste, se sabe que el mayor número de embarazos se va a conseguir en los tres primeros ciclos de inseminación intrauterina asociados a estimulación ovárica, y permanecerá estable en adelante hasta el 9 ciclo.

En los de inseminación con banco de semen, y sin disfunción reproductiva de la mujer puede optarse por 6 ciclos, a menos que la edad de la paciente desaconseje proseguir y se decida cambio de técnica.

6. ¿Qué posibilidades de embarazo existen con la inseminación artificial?

La inseminación artificial va a tener mejores resultados cuanto más joven sea la mujer, menor tiempo de esterilidad y cuando no exista ninguna disfunción reproductiva asociada. En la inseminacion conyugal la tasa media de embarazo por ciclo es del 15% y por paciente un 20% (después de 3 ciclos). En la inseminación con semen de donante, los éxitos son mayores: un 20% por ciclo y un 30%-35% por paciente.

7. ¿Cuál es el tratamiento idóneo para estimular la ovulación?

Existe una amplia variedad de protocolos, los más utilizados son los que utilizan gonadotropinas. Tras la ovulación, en fase lútea, no hay consenso, pero normalmente se realiza un soporte con Progesterona natural vía vaginal o rectal.

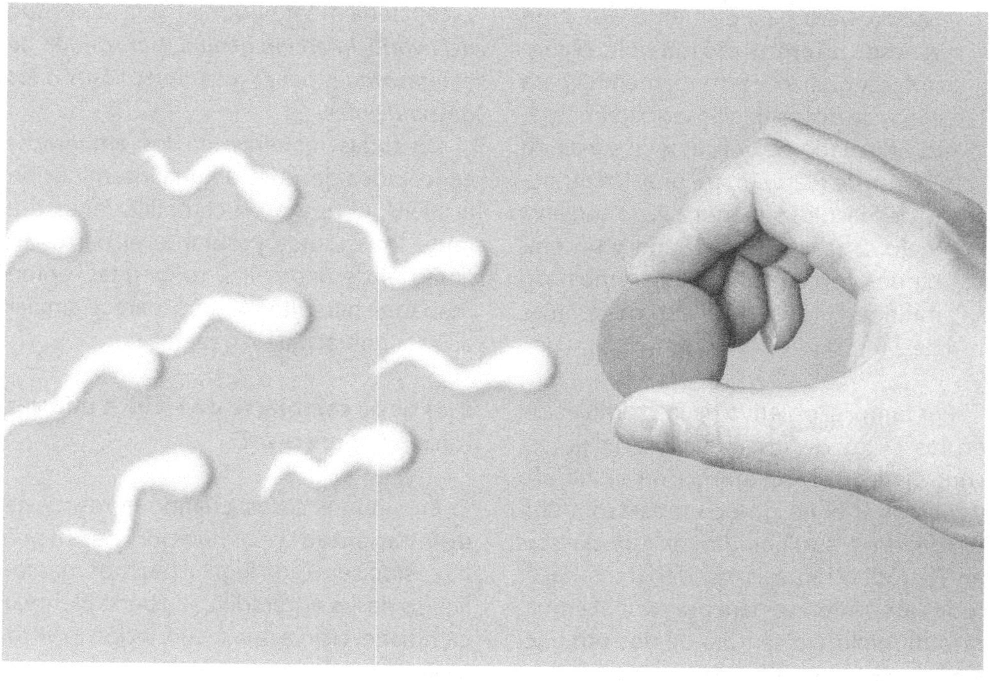

8. ¿Qué complicaciones se pueden presentar?

Las complicaciones más importantes van a ser la hiperestimulación ovárica y el embarazo múltiple.

- **El *Síndrome de hiperestimulación ovárica*** ocurre cuando la respuesta ovárica es excesiva y se desarrolla un gran número de folículos. Puede ser leve, moderado o severo. Se caracteriza por una acumulación de líquido en el abdomen, e incluso en el tórax, y además se produce alteración de la función renal y/o hepática. En la Inseminación es excepcional que sea severo (menos de un 2%) porque usamos bajas dosis de gonadotropinas.

- **El *embarazo múltiple*** es la consecuencia de que al estimular la ovulación aumenta el número de folículos ovulatorios; esto permite aumentar a casi el doble las posibilidades de embarazo, pero paralelamente, aumenta el riesgo de embarazo múltiple. El control ecográfico es fundamental para ello, y se aconseja conseguir el número adecuado de folículos (de más de 15 mm de diámetro medio). Un número de folículos superior a 2, no conlleva mejores tasas de gestación y sin embargo, dispara las tasas de embarazo múltiple (inclusive de alto grado: más de 2 fetos).

Por tanto, el objetivo de la estimulación en los ciclos de inseminación ha de ser conseguir una tasa óptima de embarazo y minimizar el riesgo de embarazo múltiple de forma equilibrada. Los especialistas en reproducción asistida debemos hacer todos los esfuerzos para prevenir el embarazo múltiple. No se trata de dos por uno, sino de dos hijos a la vez con todo lo que conlleva desde el punto de vista de la salud materno fetal. Si fuera tan sencillo sería lo ideal en términos de eficiencia, pero los embarazos múltiples tienen mucha morbilidad para los recién nacidos (muchos de ellos prematuros y pueden tener secuelas definitivas) y para la embarazada (hipertensión, diabetes, mayor tasa de cesárea, etc.).

En la mayoría de los centros de reproducción asistida uno de los objetivos que denotan una buena calidad asistencial es tener una baja tasa de embarazos múltiples, y en nuestra Sociedad Española de Fertilidad hay un grupo de interés en salud embrionaria que vela por optimizar nuestros procedimientos para prevenir al máximo estas complicaciones informando también a la sociedad.

Otras posibles complicaciones serían el *embarazo ectópico*, por implantarse el embrión fuera de la cavidad uterina, habitualmente en las trompas, y el *aborto* ya que la incidencia de abortos es discretamente superior a la observada en embarazos concebidos de forma espontánea. Excepcionalmente podrían ocurrir: *torsión del ovario, infección genital, transmisión de enfermedades genéticas o infecciosas a los descendientes.*

De todas maneras, en los embarazos concebidos después de una inseminación artificial, el riesgo de complicaciones durante los mismos y durante el parto, así como el de anomalías congénitas, enfermedades hereditarias, etc., parece similar al de la población en general.

9. ¿Puede cambiarse de técnica una vez iniciado el proceso?

En algunos casos, cuando la respuesta de la paciente a la estimulación, pese a que haya sido suave, da lugar a muchos más folículos de los esperados, se puede plantear cambiar el ciclo a una fecundación in vitro, o bien cancelarlo.

10. ¿Se puede elegir el sexo del recién nacido?

No. En España sólo puede seleccionarse el sexo del recién nacido en algunas enfermedades, con la aprobación del *Comité de Bioética*, pero no de forma voluntaria. En la inseminación artificial no hay posibilidad de estudiar a los embriones ya que para ello sería precisa una fecundación in vitro con diagnóstico genético preimplantacional (de los mismos).

11. ¿Hay alguna edad límite para la inseminación?

Como en cualquier técnica de reproducción asistida, la evaluación de cada caso es individual y dependerá no solo de la edad, sino del tiempo de esterilidad y de la causa de la disfunción reproductiva que haya, ya sea de la paciente como de la pareja.

La edad límite orientativa, en los casos de buen pronóstico suelen ser los 37-38 años en la inseminación conyugal y de 40 en las inseminaciones con banco de semen.

Hay algunas parejas y centros que desean iniciar el tratamiento con esta técnica hasta decidir emprender con otra más compleja, pero los profesionales recomendarán la que sea más eficiente.

No hay que olvidar que una de las causas más frecuentes de abandono es la decepción por no conseguir los resultados esperados.

Con las técnicas de reproducción asistida intentamos mejorar las condiciones de las parejas para tener descendencia en el menor tiempo posible y con el menor coste emocional y económico, siempre dentro de lo ético y razonable.

12. ¿Podría donarme el semen mi hermano o mi amigo íntimo?

Rotundamente no. La donación de gametos en España es anónima.

13. ¿Si mi marido no desea que el semen sea de banco, puedo hacerlo sin su consentimiento?

A efectos legales, la filiación del menor concebido en un matrimonio o pareja de hecho es de la pareja, independientemente de que el semen sea conyugal o de banco.

Si una mujer desea emprender en solitario la maternidad debe aportar al centro la documentación que acredite su estado civil: pareja de hecho, separada, divorciada, etc.

El centro puede denegar la técnica si no presenta esos documentos.

14. ¿Y si mi pareja es lesbiana tiene alguna responsabilidad legal en el recién nacido?

Cuando la pareja tiene un vínculo, ya sea pareja de hecho o vínculo matrimonial, a efectos legales, da igual que sea heterosexual u homosexual. En ningún caso existe responsabilidad legal si solo son convivientes sin vínculo legal.

15. ¿Si no he tenido relaciones sexuales puedo hacer la técnica?

En este caso, no habría que hacer el estudio de las trompas y el proceso se haría de forma cuidadosa usando todos los medios para que sea indolora (como espéculos virginales, por ejemplo) y promover un vínculo emocional adecuado con el profesional para facilitar el proceso.

11

Reproducción asistida paso a paso. Desde la preparación previa a la transferencia embrionaria

Dras. Carmen Avilés Salas, Elena Gonzálvez Albaladejo

¿SABÍAS QUÉ... ?

La técnica de Fecundación In Vitro (FIV) consiste en la unión de un óvulo con un espermatozoide en un laboratorio de reproducción (in vitro).

Se realiza con el fin de obtener embriones, que se introducirán en el útero de la mujer, con el objetivo de conseguir un embarazo.

1. ¿Cuáles son las fases de un ciclo de FIV?

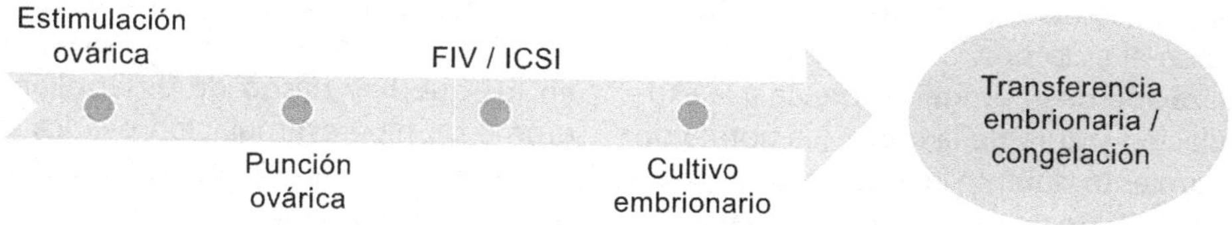

2. Estimulación ovárica.

Para realizar un ciclo de fecundación in vitro, lo primero que tenemos que hacer es estimular los ovarios intentando conseguir más de un óvulo (u ovocito). Vamos a utilizar medicación hormonal cuyo objetivo es hacer crecer todos los folículos (recipiente que contiene el ovocito) que el ovario ponga en funcionamiento en ese ciclo, en lugar de que crezca uno sólo como pasa en un ciclo natural. La medicación puede ayudarnos a que crezca más de un folículo, pero lo que no puede hacer es que aparezcan más folículos de los que el ovario tiene, es por este motivo por el que la reserva ovárica de la que partamos es tan importante. Por ejemplo: si nuestros ovarios ponen en funcionamiento 10 folículos al mes, con la medicación intentaremos que esos 10 folículos crezcan y lleven en su interior un ovocito maduro, por lo que como máximo podremos conseguir 10 ovocitos, lo que no podemos conseguir es que maduren 15.

La medicación que vamos a utilizar es medicación hormonal. Hay básicamente tres grupos de hormonas que utilizaremos durante la estimulación ovárica. El primer grupo está compuesto por gonadotropinas: FSH y LH. La función de estas hormonas es hacer que todos los folículos que los ovarios seleccionan en ese ciclo crezcan. El segundo grupo son los agonistas o antagonistas de la GnRh. La función de estas hormonas es evitar que se produzca la ovulación antes de que se realice la punción del ovario. El tercer grupo son la hCG o el bolo de agonistas de la GnRh. La función que tienen es desencadenar la ovulación y finalizar la maduración de los ovocitos antes de la punción.

La duración de la estimulación suele ser de unos 9 a 13 días, es decir, el tiempo que es necesario administrar la medicación. La medicación es inyectable y se administra de forma subcutánea (se inyecta en la capa de debajo de la piel). Lo habitual es que os enseñen a inyectárosla y lo hagáis en casa.

Hay diferentes *protocolos de estimulación*: protocolos cortos, largos, con agonistas, con antagonistas, doble estimulación, estimulación suave. Utilizar un protocolo u otro va a depender de diferentes factores como la edad, la reserva ovárica o la respuesta a tratamientos anteriores.

Además de la estimulación propiamente dicha, se pueden utilizar pretratamientos o tratamientos coadyuvantes con el fin de obtener la mejor respuesta ovárica posible. Entre estos tratamientos se encuentran: el uso de anticonceptivos o estrógenos en el ciclo previo a la estimulación, la utilización de andrógenos previa a la estimulación y durante la misma, la horma de crecimiento durante la estimulación ovárica, o el citrato de clomifeno. No todas estas opciones cuentan con evidencia científica suficiente y en su mayoría se utilizan cuando hay tratamientos fallidos previamente, en mujeres de edad avanzada o baja reserva ovárica.

El objetivo de la estimulación es que el mayor número de folículos alcance los 17-18 mm; en ese momento, se supone que los ovocitos estarán listos para poder ser utilizados.

El último paso de la estimulación es la administración de hCG, o del bolo de análogos de la GnRh. Como hemos dicho previamente, esta medicación desencadena la ovulación (hace que los ovocitos se liberen de los anclajes que los sujetan al folículo y se queden flotando en el líquido folicular) y finaliza la maduración ovocitaria. Su administración se realiza unas 36 horas antes de la punción. Habitualmente utilizamos hCG. El bolo de análogos se utiliza en casos en los que hay riesgo de desarrollar síndrome de hiperestimulación ovárica para evitar que esto suceda. También podemos utilizar las dos medicaciones juntas.

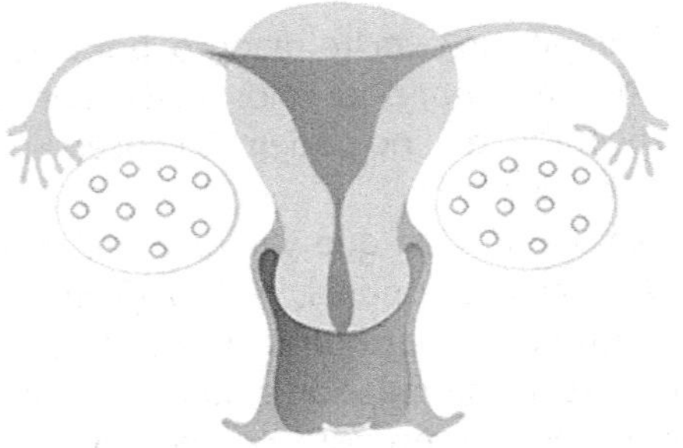

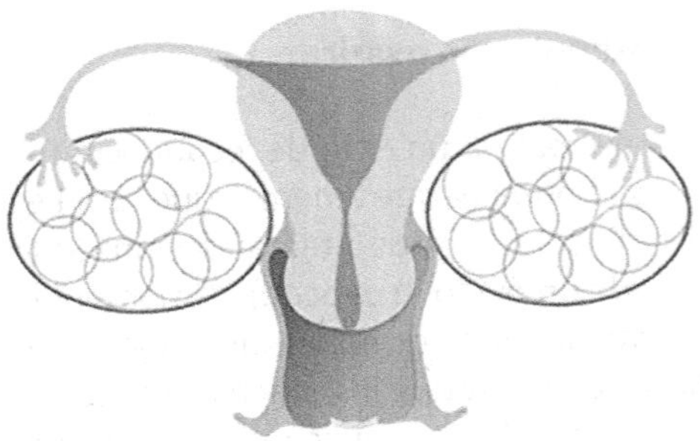

3. Punción ovárica.

La punción ovárica es una intervención que consiste en pinchar cada uno de los ovarios con el fin de obtener los ovocitos que se han desarrollado durante la estimulación.

Se realiza en el quirófano, bajo sedación en la mayoría de los casos, con el fin de evitar el dolor de la paciente. La duración es escasa y suele ser de unos 10 a 15 minutos. Consiste en introducir una aguja a través de la vagina bajo control ecográfico. Se pincha el ovario y se aspira el contenido de cada uno de los folículos en cada uno de los ovarios.

Una vez que se obtiene el líquido folicular, los biólogos en el laboratorio, recuperan los ovocitos.

No todos los folículos tienen en su interior un ovocito que haya terminado su proceso de maduración y no todos los ovocitos se sueltan de sus anclajes. Esto quiere decir que el número de ovocitos que obtengamos puede ser menor que el número de folículos que se han desarrollado correctamente.

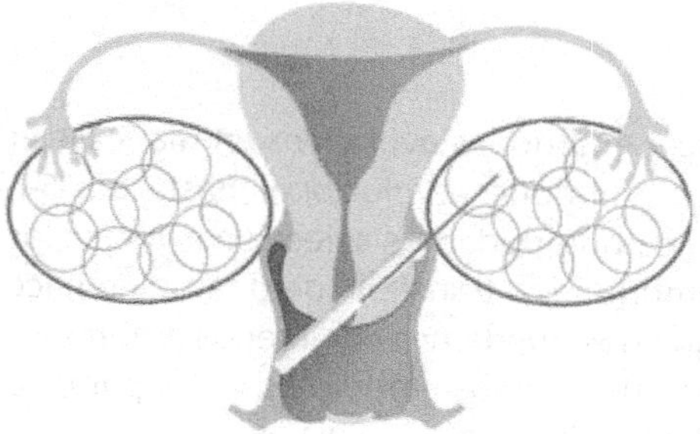

4. FIV/ICSI.

Tanto la FIV como la ICSI son técnicas de fertilización. Esto quiere decir que nos sirven para unir el ovocito y los espermatozoides.

4.1. FIV (Fecundación in vitro).

Esta técnica puede utilizarse siempre y cuando la cantidad de espermatozoides que se mueven bien sea adecuada. Se introducen en el mismo recipiente (placa de cultivo) un ovocito y miles de espermatozoides. Previamente, seleccionaremos aquellos espermatozoides que se muevan bien mediante una técnica llamada capacitación.

4.2. ICSI (Inyección intracitoplasmática de espermatozoides).

La ICSI es la técnica de fertilización que se utiliza con mayor frecuencia en la mayoría de los Centros de Reproducción. En primer lugar, seleccionaremos aquellos ovocitos que hayan terminado su proceso de maduración (MII). También haremos una selección de los espermatozoides, primero aquellos que se mueven bien (capacitando) y a continuación seleccionamos los que tienen una forma adecuada. Se selecciona un espermatozoide por cada uno de los ovocitos y a continuación se introduce el espermatozoide dentro del ovocito mediante una aguja. Para poder realizar esto se necesita un aparato llamado microinyector y biólogos especializados.

El hecho de que juntemos los ovocitos con los espermatozoides o, incluso, introduzcamos el espermatozoide dentro del ovocito, no asegura que se vaya a producir un embrión. Una vez que el espermatozoide está dentro del ovocito, tiene que desempaquetarse la información genética de ambos gametos (ovocito y espermatozoide) y juntarse de forma adecuada para que se produzca un embrión. Esto sucede en el 60%-70% de los ovocitos.

5. Cultivo embrionario.

Una vez que se realiza la técnica de fertilización, los ovocitos se meten en un incubador. Los incubadores son aparatos que tienen unas condiciones de temperatura, humedad y concentración de determinados gases que son las adecuadas para el desarrollo embrionario.

El día después de la fertilización, se comprueba cuántos de los ovocitos han fecundado.

Al igual que sucede de forma natural a lo largo de la trompa de Falopio, los embriones tienen que evolucionar. Una célula se divide en dos, después en cuatro, luego en ocho, con divisiones sucesivas hasta que se forma una especie de pelota (mórula) y por último el blastocisto, que es la forma que adopta el embrión antes de implantarse. Esto sucede a lo largo de 5-7 días desde la fertilización.

No todos los embriones van a evolucionar de la misma manera ni al mismo ritmo. Algunos de ellos se quedan bloqueados en una de las fases y no continúan su evolución.

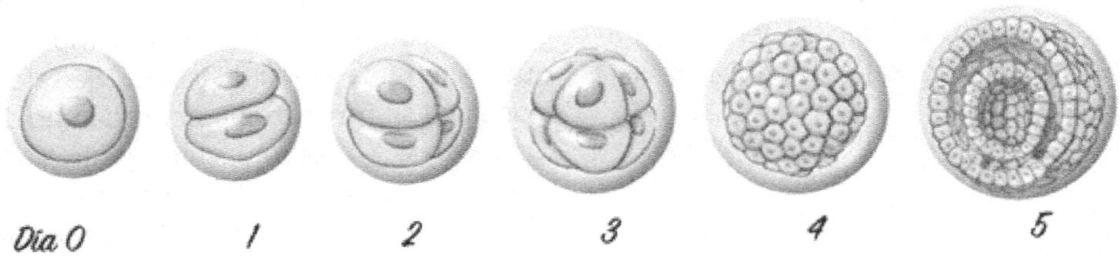

6. Transferencia embrionaria.

Una vez que hemos obtenido los embriones, tenemos que introducirlos dentro del útero. Esto es lo que llamamos transferencia embrionaria.

La transferencia se realizará entre 3 y 6 días después de la fertilización. El momento de realizarla va a depender del número de embriones que tengamos y de cómo se estén desarrollando.

Habitualmente hacemos transferencia de embriones en día 3 cuando tenemos uno o dos embriones y hacemos transferencia en día 5-6 cuando tenemos más de 2 embriones evolutivos en día 3. Dejar los embriones evolucionar hasta día 5-6 hace que podamos seleccionar mejor los embriones a transferir, pero también hace que nos quedemos con menos embriones ya que algunos embriones van a parar su desarrollo del día 3 al día 5-6.

Para realizar la transferencia se introduce una cánula muy finita a través del cuello del útero. Con la cánula se llega hasta la entrada de la cavidad uterina y se depositan el o los embriones entre las capas del endometrio. Esta no es una prueba dolorosa y se realiza en unos 10 minutos. Se realiza bajo control ecográfico.

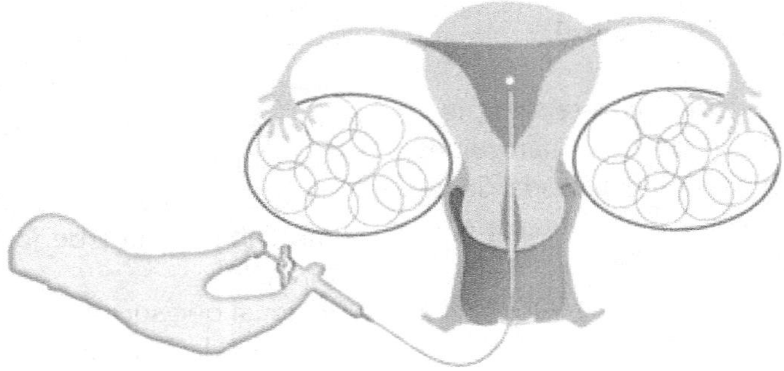

Una vez que dejamos los embriones dentro de la cavidad uterina se pierde el control sobre el proceso. Para que se produzca el embarazo los embriones deben tener un diálogo adecuado con el endometrio y que se produzca la implantación.

En caso de que haya más de uno o dos embriones se pueden congelar (vitrificar) los que no se transfieran, siempre que la calidad de estos sea adecuada. De esta forma si no conseguimos embarazo en el primer intento no es necesario repetirlo todo otra vez porque ya tendríamos los embriones. También pueden utilizarse para un segundo embarazo.

La evolución de un ciclo de FIV/ICSI va a depender de factores como la edad de la mujer, la reserva ovárica y la calidad ovocitaria y seminal. A pesar de esto, cada caso y cada ciclo son únicos y lo importante no es cómo empiezan sino cuál es el resultado final.

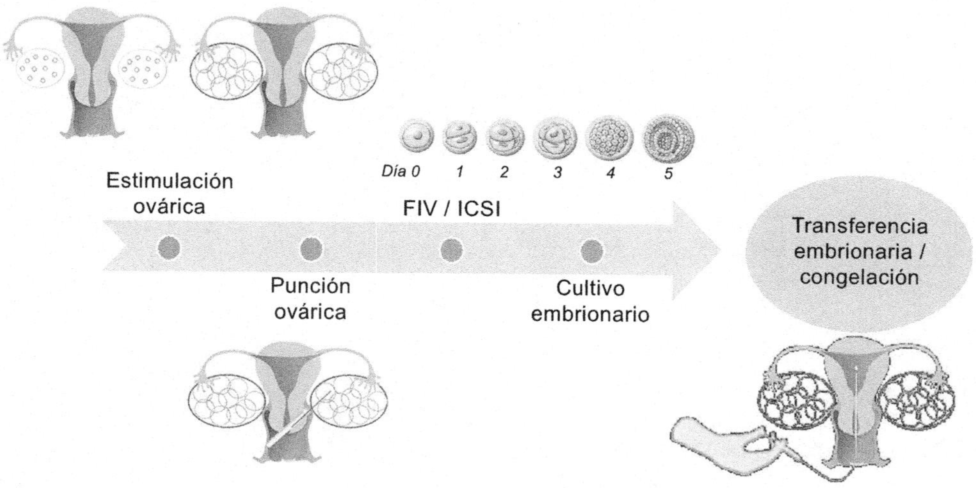
Estimulación ovárica
Día 0 1 2 3 4 5
FIV / ICSI
Punción ovárica
Cultivo embrionario
Transferencia embrionaria / congelación

12 La transferencia embrionaria. Un paso crucial en reproduccion asistida

Dres. Eric Saucedo de la Llata, María R. Moraga Sánchez, J. Julián López Reyes

¿SABÍAS QUÉ... ?

La colocación de los embriones en el útero tras un ciclo de reproducción asistida es un procedimiento denominado *transferencia embrionaria* y es un paso esencial para conseguir un embarazo.

Cuando una pareja decide realizar un ciclo de reproducción asistida llevará una serie de tratamientos, comentados en otra sección del libro, con la finalidad de obtener embriones para su transferencia en la cavidad uterina, que deberán realizar su implantación, y con ello, conseguir la ansiada gestación.

Existen diferentes pasos que es importante llevar a cabo antes, durante y después de la transferencia embrionaria que serán comentados en esta sección, también se analizarán diversos factores que pueden afectar a los resultados de un ciclo de reproducción asistida e intentaremos resolver las dudas más comunes que les surgen a las parejas durante dicho procedimiento.

1. ¿Cuál es la preparación ideal para una transferencia con éxito?

Previo al procedimiento debe evaluarse tanto el útero como el endometrio. Debe investigarse la presencia de masas uterinas como miomas o pólipos e intentar conseguir una cavidad uterina sin obstáculos. Así mismo, debe valorarse la calidad del endometrio ya que es muy importante contar con un endometrio receptivo y esto puede evaluarse de diferentes formas, pero una muy importante es la imagen ecográfica.

2. ¿Qué es una prueba de transferencia?

Es una "simulación" de una transferencia embrionaria real pero previo al procedimiento en sí, y obviamente, sin llevar embriones en el catéter. Esta prueba nos ayudará a saber el tipo de catéter que puede utilizarse y nos dará información sobre posibles obstáculos que se podrán presentar en dicho momento. La prueba puede realizarse en consultas previas o algunas veces en el momento que se realiza la aspiración de los óvulos.

3. ¿Cómo se realiza una transferencia embrionaria?

Por lo general, se realiza de dos a seis días después de la aspiración de los óvulos. A diferencia de la aspiración, la gran mayoría de las veces es sin anestesia de manera que tú podrás estar atenta a la colocación de los embriones. Se realiza en quirófano o en una sala especial de transferencias, no tendrás dolor y tiene una duración menor a 5 minutos.

Tras la colocación de un espéculo vaginal y de una limpieza cuidadosa de la vagina y el cérvix o cuello uterino, los embriones son depositados mediante un catéter dentro de la cavidad uterina. Por lo general se realiza con ayuda de una ecografía abdominal.

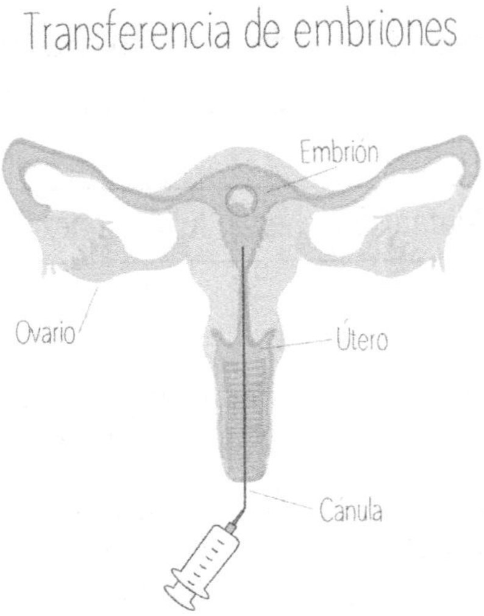

4. ¿Podré ver los embriones en el útero?

Existen clínicas que antes de hacer la transferencia muestran los embriones que serán colocados por medio de un monitor. Como la trasferencia embrionaria suele hacerse con control ecográfico abdominal, al realizar el depósito del embrión, o embriones, se pueden observar pequeños puntos blancos que corresponden a las burbujas de aire y al medio de cultivo en el cual vienen los embriones y que nos dan idea del sitio exacto en donde fueron colocados. Idealmente deberían dejarse entre 5 y 15 mm del fondo uterino, aunque esto puede variar dependiendo del tamaño del útero.

5. ¿Qué factores pueden afectar a una correcta transferencia embrionaria?

Cualquier tipo de obstáculo en la cavidad uterina puede influir en el resultado final del ciclo de reproducción. Problemas comunes que deberán ser resueltos antes del procedimiento son miomas, pólipos, endometritis, adherencias o cicatrices. Durante la transferencia misma, un exceso de moco en el canal cervical o la presencia de sangre pueden ser determinantes para conseguir una gestación. A veces nos encontramos frente a una estenosis cervical, un estrechamiento excesivo del orificio por el cual va a pasar el catéter, que puede ser debido a cirugías previas como la conización del cérvix.

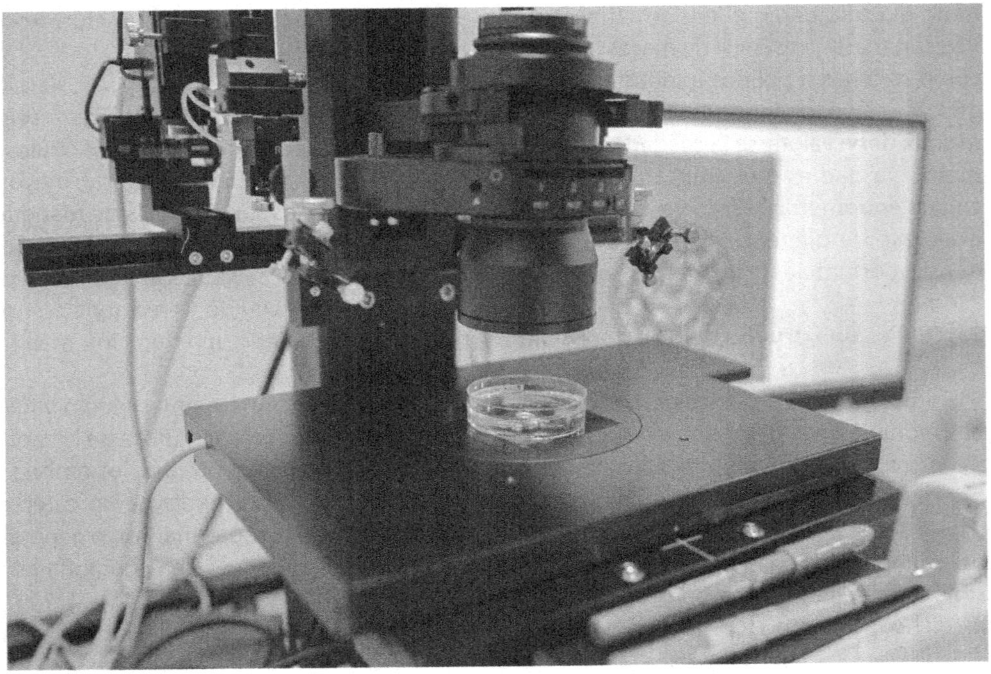

6. ¿Es importante el tipo de catéter que se utiliza para la transferencia embrionaria?

Sí, existen diferentes estudios en los cuales se demuestra que el uso de un catéter blando o flexible es mejor que el uso de catéteres rígidos. Sin embargo, las circunstancias personales de cada paciente a veces obligan al uso de este tipo de catéteres para conseguir una transferencia exitosa.

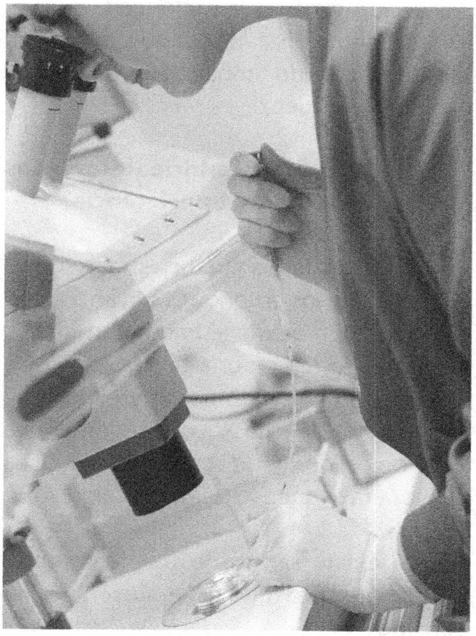

7. ¿Cómo debemos acudir a la transferencia?

No es necesario ir en ayunas. Se recomienda acudir a la transferencia lo más relajada posible ya que la ansiedad puede ocasionar que contraigas los músculos de manera involuntaria y que influyas para que sea técnicamente más difícil. En muchas ocasiones se solicita llenar la vejiga y para ello se pide la ingesta de abundantes líquidos previos al procedimiento. La vejiga llena nos ayudará a ver mejor el catéter en el útero y facilitará su entrada por la corrección de una angulación que naturalmente existe entre el útero y el cérvix. Es aconsejable no llevar cremas ni perfumes.

8. ¿Cuándo se puede cancelar una transferencia?

Principalmente cuando existe el riesgo de un problema denominado síndrome de hiperestimulación ovárica, que es una de las principales complicaciones del uso de medicamentos para estimular los ovarios.

La transferencia entonces podría realizarse en un ciclo posterior cuando los ovarios hayan disminuido su tamaño.

También es conveniente cancelar la transferencia cuando existe sangrado que proviene de la cavidad uterina o cuando no se forma un endometrio adecuado.

Es obvio que, ante la ausencia de embriones, la transferencia no podrá ser realizada.

9. ¿Se debe realizar reposo tras la transferencia embrionaria?

Justo después de la transferencia se recomienda hacer reposo en la misma clínica. Aunque anteriormente se indicaban hasta 24 horas de reposo domiciliario existen estudios que no han demostrado diferencias en los resultados de embarazo entre las mujeres que realizaron dicho reposo y las que no lo hacen. De hecho, inclusive existen estudios que no recomiendan el reposo sino retornar a su vida cotidiana lo antes posible, eso sí, sin esfuerzos de consideración.

10. ¿Se permiten las relaciones sexuales tras la transferencia embrionaria?

Cuando la trasferencia se realiza en el mismo ciclo de la estimulación ovárica, no es recomendable tener relaciones sexuales debido al efecto mecánico del coito que puede ocasionar dolor por el aumento de tamaño y sensibilidad de los ovarios. En una trasferencia diferida, a partir del séptimo día, cuando se supone que la implantación ya habrá ocurrido, la relación sexual ya no está contraindicada puesto que tanto el efecto mecánico, como la influencia de las prostaglandinas presentes en el semen, que pudieran ocasionar un aumento de las contracciones uterinas, ya no tendrían ninguna repercusión diferente a la que ocurre en un embarazo espontáneo.

11. ¿Se permiten los baños en bañera o piscina?

En la mayoría de las ocasiones se indica el uso de progesterona vaginal tras la transferencia y, aunque el agua en la vagina podría afectar la absorción de la misma, no es una contraindicación absoluta dichos baños, sólo se recomienda esperar un tiempo prudencial (dos horas) tras la colocación de la progesterona vaginal para poder realizarlos.

12. ¿Qué medicación debe tomarse y hasta cuánto tiempo debe mantenerse?

En los casos de ciclos de transferencia de embriones congelados por lo general se utilizan estrógenos y progesterona por diferentes vías de administración y se recomienda no suspenderla antes de las 12 semanas de embarazo.

En los casos de transferencia tras la aspiración en un mismo ciclo lo habitual es usar sólo progesterona y mantenerla hasta las cinco semanas de gestación.

13. ¿Se debe realizar algún tipo de dieta especial?

No, no es necesario llevar a cabo ninguna dieta.

Es importante considerar que muchas veces la progesterona puede ocasionar estreñimiento y por lo tanto es conveniente consumir alimentos con alto contenido en fibra y beber abundante líquido. Muy pocas veces es necesario el uso de laxantes.

14. ¿Se puede viajar o realizar ejercicio tras la transferencia?

Se recomienda evitar actividades que impliquen un esfuerzo intenso como deportes con excesiva o prolongada acción. No se contraindica ni conducir ni viajar, siempre y cuando ambas cosas no supongan mucho esfuerzo.

15. ¿Cuáles son los principales miedos de las parejas tras la transferencia?

Una de las falsas creencias más comunes es el que los embriones se van a "caer" del útero si se acude al baño. Aunque los embriones están en una cavidad, éstos se han adherido al endometrio y existen diferentes mecanismos que los fijan a esta capa de tejido. No debes tener miedo a que los embriones se "salgan o caigan".

16. ¿Si existe sangrado tras la transferencia significa que el embrión se ha perdido?

Aunque es cierto que el sangrado transvaginal después de una transferencia no es obligatorio, puede llegar a ocurrir con cierta frecuencia y no significa que se haya "perdido el embrión". De hecho, días después de la transferencia, cuando ocurre la implantación del embrión hacia la cavidad uterina puede existir un sangrado vaginal leve que nos sugiere embarazo. Sin embargo, es recomendable notificar cualquier tipo de sangrado vaginal al equipo médico de la clínica.

17. ¿Qué consejo es útil tras la transferencia embrionaria?

Seguramente la mayoría de especialistas estaremos de acuerdo en que el principal consejo es la tranquilidad y el optimismo tras un procedimiento de reproducción asistida. Ocupa tu tiempo y tu mente en actividades que te agraden, evitando pensamientos negativos y de frustración. Piensa y confía en que todo va a salir bien.

13

Transferencia de embriones congelados

Dres. Vicente Maldonado Ezequiel, María Sánchez León, María Maza Ortega

¿SABÍAS QUÉ... ?

Hoy en día, el proceso de congelación y descongelación no afecta a la calidad de los embriones y por tanto permite aplazar la transferencia de dichos embriones al momento más idóneo en el que el endometrio esté más receptivo.

Ya existe suficiente evidencia científica que avala el hecho de que la congelación de los embriones no les afecta, siendo igual de capaces de implantar que antes de haber sido preservados.

Los avances en las técnicas de vitrificación nos permiten realizar transferencias sin disminuir las tasas de embarazo; ya sea en un primer ciclo, o de aquellos embriones sobrantes de buena calidad que no se transfirieron en fresco, por lo que se incrementaría la tasa acumulada de embarazo. Tanto es así que hay algunos estudios en los que se obtienen mayores tasas de embarazo en ciclos de embriones vitrificados respecto a embriones en fresco. Atribuyendo esto, al efecto deletéreo que puedan provocar en él los fármacos utilizados en la estimulación ovárica.

Si bien tu clínica se mantendrá en contacto contigo, no existe un límite de tiempo de congelación que marque la viabilidad de los embriones.

En cada clínica elegimos el método de congelación con el que tenemos mejores tasas de gestación, fundamentalmente uno llamado congelación lenta y otro basado en la vitrificación, proceso con el que se evitan los cambios de volumen que experimentan las células al pasar a estar congelados. Con ello se evitan rupturas de membranas y la preservación de las capacidades que cada embrión tiene para implantarse.

1. ¿Qué es la criotransferencia?

La criotransferencia de embriones es el procedimiento mediante el cual los embriones previamente criopreservados se transfieren al útero de la mujer.

Estos embriones fueron obtenidos en anteriores ciclos de fecundación in vitro, con ovocitos propios o donados y se preservaron bien porque una vez realizada la transferencia sobraron embriones de buena calidad o bien porque por diversos motivos se aplazó la transferencia.

2. ¿Cómo se hace?

La técnica no difiere en esencia a cuando los embriones que se transfieren no han pasado por el proceso de la criopreservación. (Ver capítulo correspondiente).

3. ¿Cómo se mantienen los embriones congelados y durante cuánto tiempo?

Los embriones se mantienen criopreservados en recipientes especiales y sumergidos en nitrógeno líquido (unos 196 grados centígrados bajo cero) por lo que podemos decir que el tiempo no pasa por ellos no perdiendo potencial de implantación y de niño sano con el paso del tiempo y por ello no hay margen legal de tiempo que limite su uso reproductivo, si bien existe la recomendación en España de no poner embriones una vez que la mujer ha alcanzado los 50 años de edad.

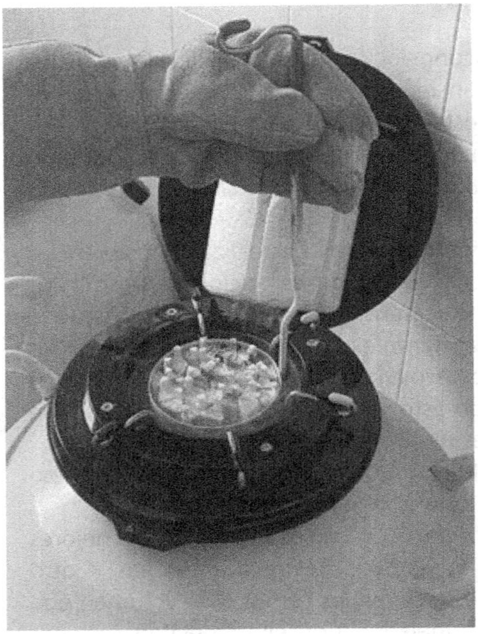

4. ¿Cuándo se hace?

Está indicado transferir de modo diferido en aquellas ocasiones en las que realizar transferencia embrionaria en el mismo ciclo que se hizo la punción folicular suponga un perjuicio para la paciente o pueda disminuir la tasa de embarazo.

4.1. Alta probabilidad de ***Hiperestimulación Ovárica*:** por los antecedentes de la paciente (SOP, cuadros previos, etc.), presencia de líquido libre o por la respuesta elevada en ciclo actual.

4.2. Mujeres con disminución de sus probabilidades de éxito: determinadas por la disminución en la receptividad del endometrio observada durante los controles del ciclo o mediante determinaciones de progesterona.

4.3. Ciclos **para PGT:** fundamentalmente cuando la biopsia se realiza en estadio de blastocisto, ciclos en los que trascurre un periodo de tiempo antes de tener el diagnóstico de transferibilidad.

4.4. Casos de **abortos de repetición o fallo de implantación:** cuando en ellos, los embriones vayan a someterse a estudios genéticos de aneuploidías o tenga que valorarse la correcta ventana de implantación endometrial. Son ciclos en los que realizamos estudios de receptividad endometrial previos a la transferencia. De este modo realizaremos la transferencia embrionaria en el momento en el que la ventana de implantación está en periodo receptivo.

4.5. Además de estas indicaciones, las transferencias de embriones en diferido también podrán realizarse si la paciente así lo desea.

5. ¿Qué pasos tiene?

5.1. Preparación del endometrio.

El endometrio es la capa interna del útero siendo ésta la encargada de recibir al embrión y donde se va a implantar el mismo. Esta preparación va a depender en primer lugar de tu estado hormonal, si tienes o no ciclos regulares o si no los tienes; y en segundo lugar de las preferencias de tu clínica. Dicha preparación se puede realizar mediante tratamientos hormonales sustitutivos con estrógenos y progesterona (fundamentalmente si no tienes ciclos menstruales o tras administración de un fármaco que los detiene durante el periodo de preparación endometrial). Los estrógenos se administran vía oral o transdérmica en forma de parches o pulverizados. La progesterona se administra oral, vaginal, rectal o subcutánea. También se pueden emplear fármacos subcutáneos similares —aunque en menor dosis— a los que se utilizan para el reclutamiento folicular en FIV/ICSI. Por último, también se pueden aprovechar los ciclos naturales. En todo caso durante ese periodo se realizan controles ecográficos del crecimiento e idoneidad del endometrio.

5.2. Descongelación de los embriones criopreservados.

Los embriones son descongelados en el laboratorio donde se determina la supervivencia y viabilidad de estos.

5.3. Transferencia de los embriones.

Como ya vimos, la técnica no difiere en mucho de la trasferencia de embriones "en fresco" y se realiza una vez comprobada la rehidratación del mismo y las características morfodinámicas de viabilidad. Siempre se hace bajo control ecográfico para seleccionar el lugar ideal para depositar los embriones y siendo deseable que mantenga la vejiga urinaria replecionada. Si bien la ley española permite aún la trasferencia de hasta 3 embriones, el número de embriones a transferir será determinado para cada caso concreto, siempre teniendo en cuenta la mayor probabilidad de embarazo y la mínima de embarazo múltiple.

5.4. Tratamiento posterior.

El día de la transferencia, si bien 20 minutos de reposo parece ser suficiente, deberás seguir la recomendación dada por tu centro en lo referente también a los esfuerzos físicos y relaciones sexuales. Durante este periodo se debe mantener la toma de medicación en dosis y vía de administración que te indiquen. Entre estos fármacos debe incluirse la toma de ácido fólico.

6. ¿Supone algún riesgo adicional para el embarazo o recién nacido?

Los datos obtenidos de los embarazos y niños nacidos después de tratamientos con embriones congelados no han evidenciado diferencia alguna con respecto a los embriones transferidos sin criopreservación previa si bien recientemente se ha evidenciado una tendencia a recién nacidos de mayor peso.

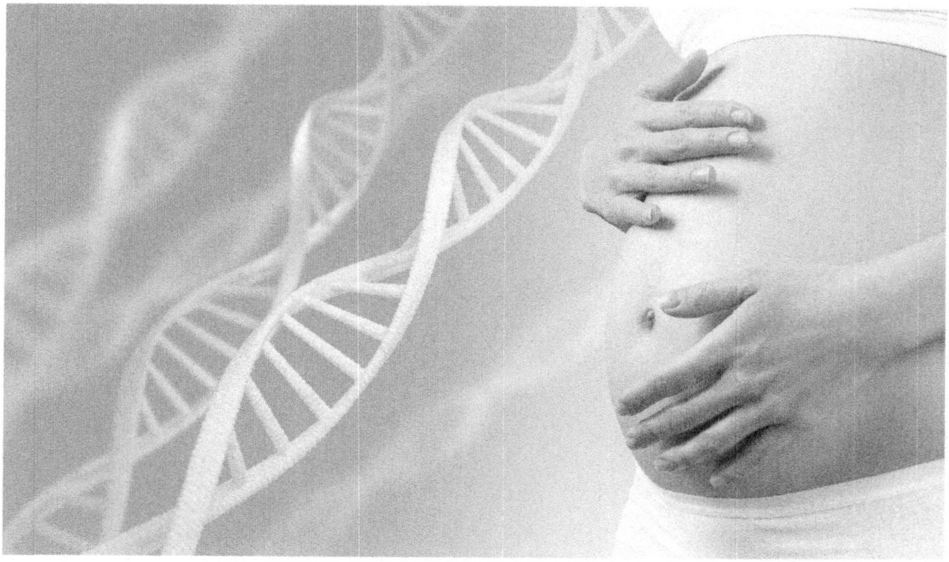

14

¿Qué se debe hacer cuando es positivo?

Dres. Antonio Forgiarini, Luis A. Quintero Espinel, Rita Viñoles Ferreiro

¿SABÍAS QUÉ... ?

Cuando el test de embarazo es positivo celebras el inicio de un nuevo camino. Han pasado quince largos días de espera antes del test de embarazo y, por fin, ¡es positivo! El primer instinto sería celebrarlo con una buena botella de vino, pero no se puede. Está claro que el alcohol está contraindicado durante el embarazo por su efecto perjudicial sobre el desarrollo del embrión, especialmente sobre el sistema nervioso.

Ninguna institución médica ni línea guía puede recomendar una cantidad de alcohol que no sea nociva en el embarazo, ni ninguna fase en la que sea seguro tomarlo. Porque un test de embarazo positivo no representa el final de un tratamiento, sino el inicio de una nueva fase en la que tenemos que cuidar ese embarazo que acaba de empezar.

A veces llegar hasta aquí puede suponer tanto tiempo y tanto esfuerzo que no pensamos en todo lo que ocurre después y en qué tenemos que hacer. A menudo el test de embarazo nos deja con una pregunta inesperada: **¿Y ahora qué?**

Y ahora se abre un nuevo camino en el que no hablamos de ovocitos y de espermatozoides, sino de mujeres embarazadas y de hijos. Un período en el que todo puede proceder perfectamente o pueden surgir nuevas complicaciones, y por lo tanto siguen los controles y los tratamientos para llegar al verdadero éxito de todos estos procedimientos: tener un niño sano en nuestros brazos.

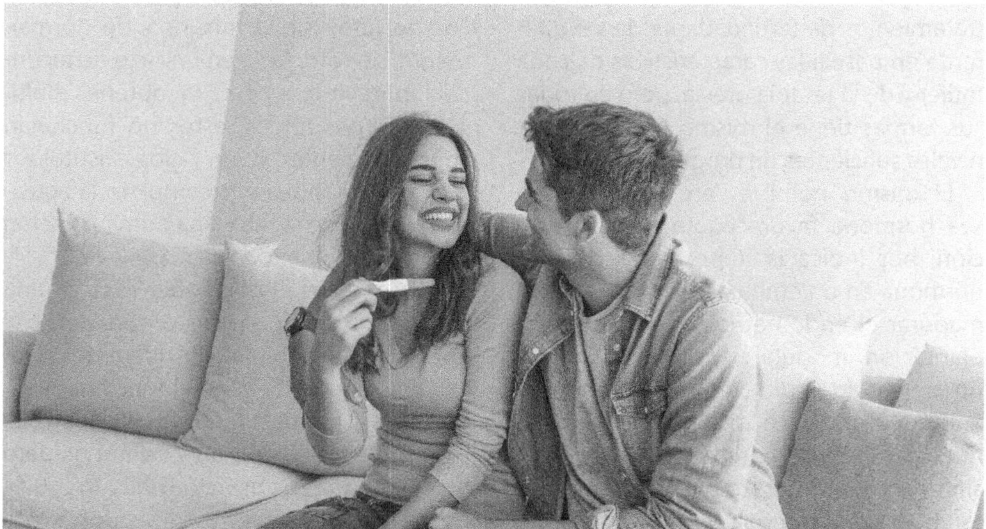

1. ¿Por qué tengo que seguir con el tratamiento?

Después de transferir los embriones empieza un nuevo tratamiento, que dura hasta algunas semanas después de haber confirmado el embarazo. Este tratamiento es lo que llamamos *soporte de fase lútea*, porque simula lo que hace el cuerpo lúteo en un embarazo espontáneo: mantener las condiciones para la implantación y crecimiento del embrión.

Al principio de cada ciclo menstrual un folículo empieza a crecer hasta ovular, produciendo así un óvulo listo para ser fecundado. Después de la ovulación ese folículo se transforma en un cuerpo lúteo, elemento fundamental en un embarazo por su producción, entre otros factores, de progesterona.

Desde hace decenios quedó clara la importancia del cuerpo lúteo y de la progesterona observando lo que ocurría en animales de laboratorio: las hembras embarazadas que perdían precozmente su cuerpo lúteo tenían muchas probabilidades de sufrir un aborto, mientras que eso no ocurría si conservaban el cuerpo lúteo durante el primer trimestre o si recibían en su lugar suplementación de progesterona. Este soporte de fase lútea entonces, que se usa en tratamientos de fertilidad, puede ser diferente en base a las características de cada mujer y de la terapia previa, pero en todas sus formas tiene el mismo fin: mantener niveles suficientes de progesterona.

El mismo nombre "pro-gesterona", o sea hormona favorecedora de la gestación, nos indica la importancia de esta hormona en un embarazo: es la que hace madurar el endometrio y permite la implantación, modula el sistema inmunitario ayudando al diálogo entre embrión y endometrio, reduce las contracciones uterinas. También es el responsable de esos síntomas del embarazo tan molestos, pero tan buscados, como la tensión en las mamas, el cansancio, la dificultad al ir al baño, las náuseas.

En muchos tratamientos de fertilidad, como efecto no deseado, se inhibe la producción de progesterona por parte del cuerpo, por lo tanto, es necesario administrarla por lo menos hasta que la placenta la empiece a producir, o sea a partir de la octava o novena semana de embarazo.

2. ¿Por qué hay diferentes tratamientos con progesterona?

Hace muchos años que ha quedado clara la necesidad de los suplementos de progesterona en tratamientos de fertilidad, pero todavía no se ha encontrado un tipo de terapia que sea definitivamente mejor que otra. Probablemente, como para la mayoría de los tratamientos, no exista una pauta mejor que otra: cada mujer tiene sus propias características, cada ciclo y cada situación son diferentes; por lo tanto, en cada caso hay que planear un soporte personalizado que provea la cantidad de progesterona necesaria para mantener el embarazo durante las primeras semanas.

En un ciclo espontáneo, por ejemplo, donde no se altera el normal ciclo menstrual, teóricamente no haría falta suplementación de progesterona porque el cuerpo lúteo sigue funcionando normalmente; por otro lado en un ciclo de fecundación in vitro, a pesar de obtener múltiples cuerpos lúteos, estos no funcionan adecuadamente, y en ciclos sustituidos donde se bloquea por completo la actividad ovárica hará falta una administración de progesterona todavía más elevada.

Obviamente puede haber más de una forma para llegar a estas cantidades; por lo tanto, es posible elegir diferentes pautas conociendo también el funcionamiento de los diferentes fármacos disponibles. Existen preparados orales, cómodos pero que tienen una absorción más irregular, pueden dar efectos no deseados como mareos, y necesitan ser metabolizados por el hígado.

Existen formulaciones vaginales que también suelen ser bastante cómodas y tienen una absorción errática, aunque no tanto como la vía oral. La administración vaginal permite una absorción de la progesterona sobre todo a nivel del útero, que es el órgano diana principal, y menos a nivel del resto del cuerpo.

Además, como si las inyecciones para la estimulación ovárica no hubiesen sido suficientes, existen también formas inyectables de progesterona, que permiten una absorción elevada del fármaco con una disponibilidad más estable durante más tiempo. En este caso las inyecciones subcutáneas, poco molestas y fáciles de realizar, están desplazando cada vez más las intramusculares, que requieren unas manos expertas, son dolorosas y pueden hasta causar pequeños granulomas persistentes.

3. ¿Por qué no hace falta que siga manteniendo reposo?

El embarazo tenemos que vivirlo como lo que es, o sea una situación fisiológica, y no como una patología. Después de la transferencia embrionaria se recomienda mantener un cierto grado de reposo para evitar estimular contracciones uterinas, porque el útero está formado en gran parte por fibras musculares, que como todas si se estimulan responden contrayéndose. En estos casos un embrión que todavía no se haya implantado o que esté en una fase muy inicial se podría desplazar, mientras que cuando el test de embarazo es positivo el embrión llevará ya un par de semanas perfectamente integrado dentro del tejido uterino. Por lo tanto, es posible reanudar una vida normal.

En línea de máxima, es posible (y recomendado) realizar ejercicio físico moderado durante todo el embarazo. Sin embargo, está científicamente probado que un exceso de reposo puede ser hasta perjudicial. Hay estudios que observaron un aumento de abortos y de fallos de implantación en mujeres que guardaban un reposo absoluto después de la transferencia. En ese caso no se trata de estrés físico sino mental, debido a que la mujer no tenía distracciones que le impidiesen preocuparse todo el tiempo del resultado de su tratamiento; el estrés, en cualquiera de sus formas, provoca toda una serie de alteraciones endocrinas y entre ellas un aumento de producción de cortisol, una hormona que puede aumentar las complicaciones durante todo el embarazo, empezando desde la implantación hasta alterar el desarrollo del feto o favorecer un parto pretérmino. Por lo tanto, después de que el test de embarazo haya resultado positivo, recomendamos un estilo de vida lo más normal posible.

4. ¿Cuándo puedo saber cómo va mi embarazo?

Acaba de terminar la larga espera de la Beta-hCG, pero hay que seguir esperando unos 15 días más para la primera ecografía y saber cómo se está desarrollando el embarazo. ¿Habrá implantado en el sitio correcto? ¿Estará creciendo adecuadamente?

Antes de que hayan pasado dos semanas desde el test de embarazo es muy complicado poder observar el embrión por ecografía y confirmar que todos los elementos sean correctos: el saco gestacional, la vesícula vitelina, el latido del corazón.

La ecografía vaginal es un examen totalmente seguro y el más eficaz para controlar el desarrollo del embarazo, pero requiere sus tiempos. A veces, cuando la ecografía no nos soluciona las dudas, medir los valores de Beta-hCG en sangre puede ser útil. La BhCG es una hormona producida por las células del embrión, por lo tanto, puede ser un indicador de cómo éste está creciendo: en un embarazo sano generalmente los niveles de esta hormona se duplican cada 48 horas.

Como en la naturaleza no todo es blanco o negro, la elevación de la BhCG no es excepción, y en realidad sólo en un 70% de embarazos sanos esos valores duplican de forma constante cada 48 horas. Por lo tanto no es del todo fiable (ni práctico) intentar acortar los tiempos y hacer mediciones de BhCG cada dos días para controlar la evolución del embarazo.

5. ¿Ahora que el test es positivo el embarazo puede ir mal?

Por desgracia sí. Llegar a obtener un embarazo es un paso fundamental, pero es sólo un paso más en el camino hacia tener un hijo sano. El embarazo se puede complicar por diferentes causas: algunas de ellas se pueden detectar durante el tratamiento mismo, y otras se pueden relacionar con los procedimientos realizados. Por este motivo cuando valoramos el éxito de nuestro trabajo miramos siempre al resultado más importante, que no es obtener embriones ni preparar el endometrio, ni el número de tests de embarazo positivos, sino la posibilidad de llegar a obtener un niño sano. Resulta muy llamativo que la principal causa de complicaciones obstétricas sea algo que muchas personas desean y consideran una suerte: un embarazo gemelar.

Partos pretérminos, con todos sus problemas relacionados, alteraciones del crecimiento, preeclampsia, ingresos en unidades de cuidados intensivos, son sólo algunas de las complicaciones que pueden hacerse más frecuentes en un embarazo gemelar; entonces se hace necesario personalizar cada tratamiento y elegir atentamente cuántos embriones transferir en cada caso, para maximizar las posibilidades de embarazo y no alargar los tiempos, pero reduciendo al mínimo la eventualidad de un embarazo gemelar.

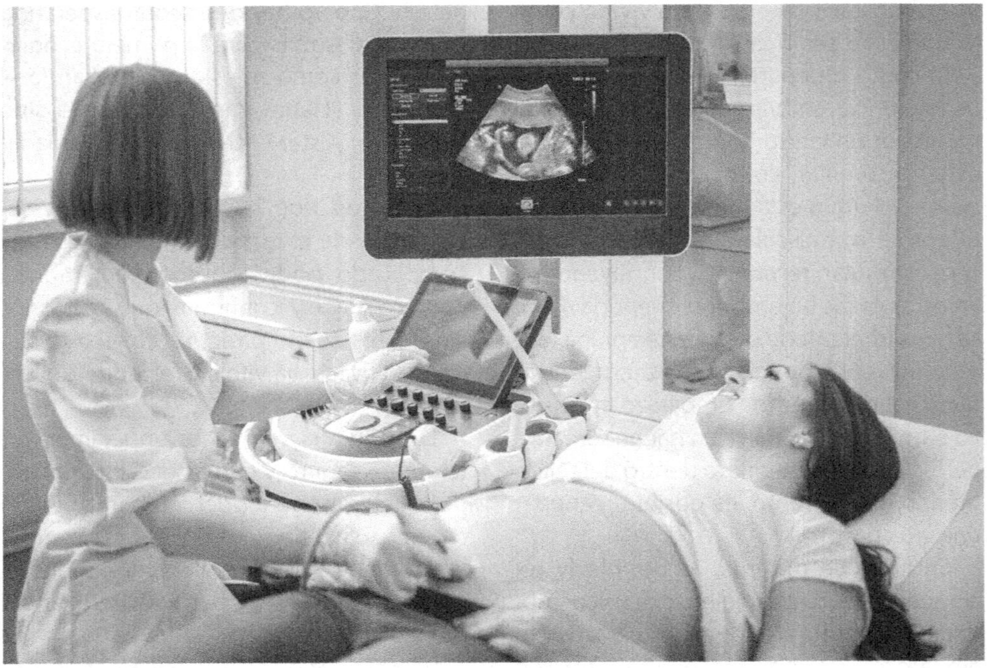

6. ¿Cuándo puedo contar que estoy embarazada?

Ésta es una de las preguntas más frecuente, y la respuesta puede ser sólamente una elección individual de cada persona. Elección que se puede basar en el conocimiento de las complicaciones que pueden ocurrir después de un test de embarazo positivo. Una de las primeras preocupaciones es si el embrión ha implantado en el sitio correcto, o sea en la capa más interna del útero, el endometrio. En caso contrario hablaríamos de un embarazo ectópico.

Un embarazo ectópico es una de las complicaciones más peligrosas y que puede ser muy difícil de diagnosticar en estas fases tan precoces. Al implantar y crecer fuera de su sitio fisiológico, el embrión puede causar un sangrado en la pelvis tan importante de requerir una intervención quirúrgica para pararlo.

Es asombroso cómo la implantación del embrión en el endometrio requiere de una preparación exacta y exquisita por parte de los profesionales, y que por otro lado nos podemos encontrar con embriones que no sólo implantan sino crecen perfectamente en otros tejidos diferentes que consideraríamos "hostiles". En más de un 90% de casos un embarazo ectópico se sitúa dentro de la trompa de Falopio, pero también puede implantar en los cuernos uterinos, cérvix, cicatriz de cesárea u ovarios, o hasta en el abdomen. Existen hasta casos, puramente anecdóticos, ¡de embarazos a nivel abdominal terminados con madre e hijo vivos! Por suerte a día de hoy la tecnología de los ecógrafos y la posibilidad de medir la evolución de la Beta-hCG a menudo hacen posible la detección de un embarazo ectópico muy precozmente, antes de que cause complicaciones irreversibles.

Por otro lado, el embrión puede implantar correctamente en el endometrio, pero en algún momento del embarazo, pararse. En este caso se trata de un aborto, con todas sus variantes más específicas. Puede ser un aborto o embarazo bioquímico cuando el embrión se para en alguna fase muy inicial, antes de que se pueda observar ninguna estructura por ecografía, y el test de embarazo se vuelve negativo. Entonces el único signo que ha habido del embarazo ha sido un signo bioquímico, o sea el aumento inicial de la Beta hCG.

En fases más avanzadas, cuando ecográficamente se llega a observar el saco gestacional pero no el embrión, se habla de un huevo huero, y si se aprecia el embrión pero éste deja de crecer o de latir hablaremos de un aborto diferido. Sea como fuere, estos tipos de aborto son relativamente frecuentes: mujeres sanas y jóvenes pueden tener hasta un 15-20% de posibilidad de tener un aborto espontáneo, y esta probabilidad aumenta rápidamente en relación con la edad materna. Esto significa que un sólo aborto espontáneo en una mujer, a pesar de ser siempre una situación desagradable, no tiene que ser algo preocupante y no significa que detrás haya algún problema de fertilidad.

Sabiendo entonces que más del 80% de estos abortos ocurren durante el primer trimestre, y sobre todo antes de la novena semana de gestación, es comprensible que muchas personas decidan esperar que pase ese período de mayor riesgo antes de anunciar su embarazo.

15

Calidad embrionaria

Dres. Ignacio Durán Salas, Miguel Aragón Albillos, José Luis Castillo López

¿SABÍAS QUÉ... ?

Cuando hablamos de calidad embrionaria, todos asumimos de forma instantánea que comprendemos este concepto; sin embargo, cuando buscamos una definición objetiva sobre lo que es la calidad embrionaria nos topamos ante un concepto que pocos autores y grupos abordan.

En la actualidad, no hay un acuerdo unánime en cuanto a los criterios empleados a la hora de establecer la calidad de un embrión, existiendo una gran variación entre investigadores y una tendencia a usar sistemas de clasificación simplistas para que sean más uniformes.

El método ideal para la evaluación de los embriones no debería afectar al embrión (método no invasivo) dado que el fin último del tratamiento es lograr el embarazo mediante la selección del embrión con mayor potencial. Si dañamos o alteramos al embrión (biopsias, intervalos prolongados de exposición a la luz del microscopio, cambios de temperatura fuera del incubador…) corremos el riesgo de que parte de este potencial se vea afectado de forma negativa.

En los centros de España, el método que más se usa son los criterios de valoración morfológica ASEBIR (Asociación para el Estudio de la Biología de la Reproducción) mediante una metodología no invasiva de observación microscópica rápida del embrión en intervalos de 24 horas aproximadamente.

Es importante recordar que cuando realicemos un tratamiento de fertilidad no debemos obsesionarnos con la calidad de los embriones ni con factores de tipo técnico que nos puedan generar ansiedad o estrés.

Cuando hablamos de *calidad embrionaria* se suele pasar directamente a establecer clasificaciones, dando por supuesto que todo el mundo sabe perfectamente de lo que estamos hablando. De forma similar nos ocurre con el término "*viabilidad embrionaria*" que muchas veces consideramos sinónimo de calidad embrionaria pese a tratarse de conceptos distintos, aunque asociados.

Diríamos que un *embrión es viable* cuando tiene posibilidad de formar un blastocisto (embrión de 5 o 6 días que ya diferencia partes que darán lugar a la placenta de otras que originarán el futuro embrión) sano que sea capaz de implantar y dar lugar a un embarazo que llegue a término. Del mismo modo podríamos definir el concepto de *calidad embrionaria* como el potencial de un embrión viable para lograr su desarrollo y conseguir implantar en un útero receptivo dando lugar a un embarazo con éxito. Sin embargo, establecer una clasificación de la calidad de los embriones en base a esta definición es un trabajo complejo puesto que no disponemos de datos suficientes para establecer la receptividad de cada endometrio en el momento en que el embrión es transferido y, por tanto, nos encontraremos con un importante sesgo a la hora de intentar establecer dicha clasificación, tal y como ocurre con las clasificaciones que actualmente se emplean en los laboratorios de reproducción.

Entre los criterios más utilizados de calidad embrionaria tenemos importantes clasificaciones (la de ASEBIR (Asociación para el Estudio de la Biología de la Reproducción) para ovocitos, embriones tempranos y blastocistos humanos, o la de Gardner para embriones en estadio de blastocisto) que tienen en común estar basadas en el análisis visual del embrión, que es tanto subjetivo como cualitativo.

Hay que tener en cuenta que el método que se emplee para la evaluación de los embriones no debería ser invasivo para no correr el riesgo de que parte de este potencial se vea afectado negativamente durante su valoración. La evaluación de la calidad embrionaria se basa en la experiencia, atención al detalle y enfoque sistemático del examinador al analizar el embrión. En este análisis se estudian desde las características más evidentes como el número de células, células muertas y expulsadas o reducción del porcentaje de células viables, hasta características más sutiles que pueden influir en el desarrollo embrionario como irregularidad de formas, heterogeneidad de color, asincronía entre la etapa de desarrollo esperada y encontrada, o la presencia de vacuolas (vesículas en el interior). En este enfoque clásico de morfología embrionaria, muchas variables no se miden de forma objetiva, dando como resultado un análisis subjetivo y poco repetible. Según este enfoque, un embrión determinado, cuando es analizado por diferentes examinadores, podría ser clasificado en diferentes grados y por eso cuanto más sencillo fuera el sistema de gradación de la calidad, menores serán las diferencias entre observadores.

En los centros de España, el método que más se usa son los criterios ASEBIR de valoración morfológica. Estos criterios se basan en metodología no invasiva de observación microscópica rápida del embrión en intervalos de 24 horas aproximadamente, desde el momento de la fecundación hasta el estadio de mórula (tercer o cuarto día). Se establecen cuatro categorías de calidad: A, B, C y D; que podríamos traducir como excelente, buena, regular y pobre. Para el estadio de blastocisto, ASEBIR adopta los criterios de Gardner simplificándolos en las cuatro categorías (A, B, C y D) pero sin tener en cuenta el desarrollo durante las primeras etapas.

Actualmente, la implantación en muchos laboratorios de sistemas de monitorización continua o *Time Lapse* está permitiendo la evaluación dinámica de la morfología (morfocinética) de los embriones en intervalos cortos de tiempo (cada 5-10 minutos) de forma no invasiva. Estos sistemas aportan gran información sobre el desarrollo de los embriones desde el momento de la fecundación hasta la formación del blastocisto, permitiendo la aplicación de algoritmos para ayudar en la selección del mejor embrión.

Tanto pacientes como profesionales de la reproducción esperan la aparición de un sistema no invasivo de predicción de la implantación de los embriones que sea fácilmente reproducible. Entre las alternativas más prometedoras están las que tienen en cuenta los metabolitos utilizados por el embrión, obtenidos mediante análisis del medio de cultivo, o las que permiten conocer la carga genética de los embriones sin necesidad de hacerles una biopsia. Analizando el medio de cultivo en el que han crecido, se puede priorizar la transferencia de unos embriones frente a otros para lograr el embarazo de un bebé sano. Por el momento, estas nuevas tecnologías aun no han logrado superar a la observación humana con años de experiencia clínica en la evaluación final de la calidad del embrión, aunque constituyen un refuerzo muy importante a la hora de tomar decisiones. Por ello, la mayoría de los embriólogos continúan confiando en el sistema de clasificación convencional que clasifica los embriones en base a su morfología y que, a pesar de sus inexactitudes, todavía tiene cierto poder predictivo para una implantación exitosa.

Es importante recordar que cuando realicemos un tratamiento de fertilidad no debemos obsesionarnos con la calidad de los embriones ni con factores de tipo técnico que nos puedan generar ansiedad o estrés. El embrión "bueno" es el que embaraza, independientemente de su calidad y sólo necesitamos a ese embrión para lograr nuestro objetivo. Ninguno de nosotros conoce cuál fue su calidad embrionaria y aquí estamos.

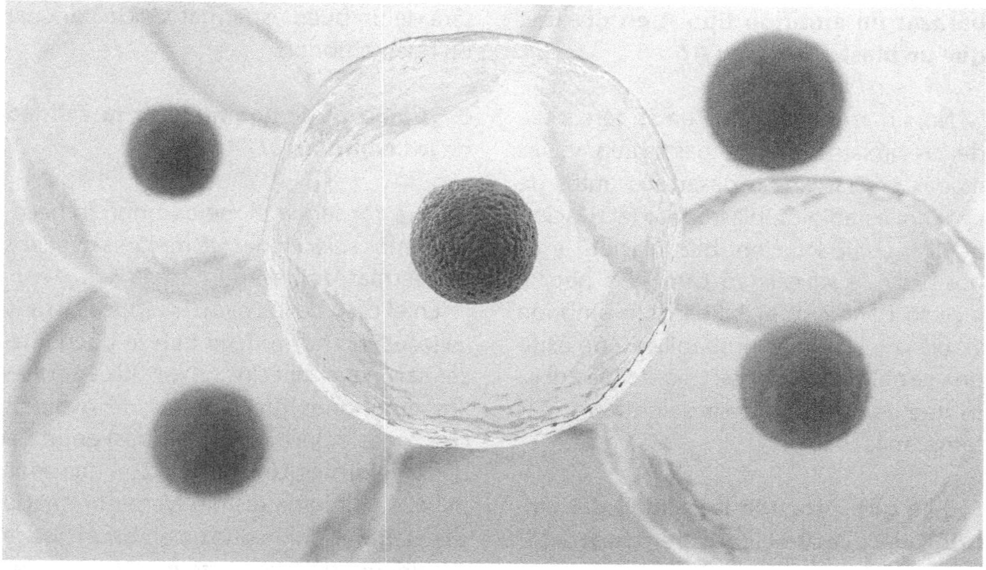

1. ¿Puedo quedarme embarazada si mis embriones no son Tipo A?

Sí, mientras un embrión sea viable, ese embrión tendrá posibilidad de embarazar. La mayor o menor probabilidad de embarazo dependerá de varios factores, uno de ellos será la calidad del embrión que se transfiere. Los embriones tipo A son los que mayor probabilidad presentan, pero ello no implica que embriones de más baja calidad no puedan implantar y dar lugar a un embarazo normal.

2. ¿Puedo embarazarme teniendo solo embriones de calidad baja o pobre?

Sí, mientras un embrión sea viable este puede llegar a implantar. La calidad embrionaria es un valor que trata de darnos una idea sobre la probabilidad de embarazo. Es importante entender que no siempre se obtienen embriones tipo A o B en los tratamientos de FIV/ICSI y que con embriones de calidad regular o pobre, aunque con una probabilidad más baja, también hay embarazos con éxito.

3. Me transfirieron un embrión Tipo A y no me quedé embarazada ¿Se equivocó el embriólogo al clasificarlo?

No, la calidad del embrión no es garantía de embarazo. En la naturaleza existen muchos factores o variables que actúan de forma positiva o negativa y que condicionan la consecución del embarazo, algunos de ellos aún no han sido descubiertos y de otros todavía no se conoce claramente su mecanismo. Por ejemplo, sabemos que el estrés o la ansiedad influyen negativamente pero no sabemos ni el cómo ni el cuándo. La calidad embrionaria es un factor importante pero no el único; tener un embrión tipo A aumenta la probabilidad de éxito pero no la condiciona.

4. ¿Tiene la misma probabilidad de embarazar un embrión tipo A en día tres que un blastocisto tipo A?

No, un embrión viable en su tercer día de crecimiento ha de pasar aun varias etapas críticas en su desarrollo antes de llegar al estadio de blastocisto (activación génica, compactación, blastulación) y es posible que su calidad cambie a peor e incluso perder su viabilidad. Un embrión viable ofrecerá más probabilidad de éxito una vez alcanzado el estadio de blastocisto que cuando se transfiere en fases más tempranas.

5. ¿De qué depende la calidad del embrión, del ovocito o del espermatozoide?

La calidad del embrión va a depender directamente tanto de la calidad del ovocito como del espermatozoide. Se piensa que es el ovocito el que cuenta con el material necesario para las primeras divisiones celulares del embrión (proteínas, mensajeros, etc.) mientras que el espermatozoide es el que aporta los centriolos, necesarios para que haya una correcta fecundación y que esas primeras divisiones tengan lugar de forma adecuada. El espermatozoide humano es una célula muy sensible a roturas en las cadenas de ADN, que pueden inducir a una mala calidad e incluso hacer inviable al embrión. Para solventar esto, el ovocito aporta enzimas que ayudan a reparar daños del ADN espermático. Mientras que en el hombre, la edad hace que cada vez haya más fragmentación del ADN espermático, en la mujer, la edad hace que los ovocitos pierdan su capacidad reparadora y por tanto cuanto mayor sea la edad de la pareja (hombre y mujer), mayor será la probabilidad de que la calidad de los embriones disminuya. Un ovocito de mujer joven puede dar lugar a un buen embrión con un espermatozoide ligeramente alterado, mientras que un ovocito de mujer mayor (>35 años) necesitará de un buen espermatozoide para dar un buen embrión.

6. ¿Cómo podemos mejorar la calidad de los embriones?

Para conseguir el mejor embrión necesitaremos seleccionar los mejores ovocitos y espermatozoides.

En el caso de los ovocitos (pocos y muy valiosos) no hay mucho que se pueda hacer, salvo realizar eclosión asistida en aquellos embriones procedentes de ovocitos con zonas pelúcidas (envolturas) engrosadas o deformes. Un embrión con una zona pelúcida alterada disminuye en un grado su categoría, por lo que un embrión que se considere tipo B por este motivo, una vez realizada la eclosión asistida, podría ser considerado como tipo A (siempre que no haya otro factor que afecte a su calidad).

En cuanto a los espermatozoides, existen varias técnicas de supercribado (MACS, placas PICSI, microfluidos) que separan a un segundo nivel espermatozoides de mayor calidad entre espermatozoides que previamente habían sido seleccionados por su movilidad, consiguiendo de este modo reducir el "esfuerzo" del ovocito para reparar daños del ADN espermático.

También hay complejos vitamínicos que pueden contribuir a una disminución de la tasa de fragmentación por su actividad antioxidante, ayudar de forma indirecta a disminuir la carga de trabajo del ovocito en la reparación de las cadenas de ADN.

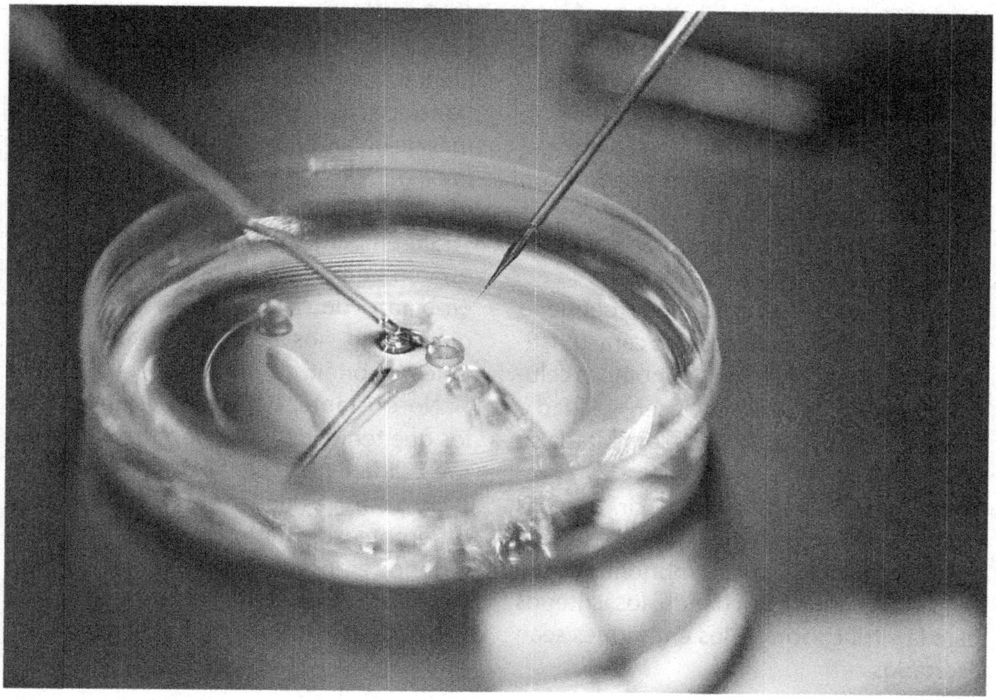

7. ¿Tener pocos ovocitos implica que la calidad de los embriones sea mala?

No de forma directa. El tener una reserva ovárica mayor o menor no influye directamente en la calidad de los embriones.

Sin embargo, hay que tener en cuenta factores asociados como pueden ser la estimulación ovárica con altas dosis de FSH que pueden hacer que las envolturas de los ovocitos adquieran mayor espesor y dureza haciendo decrecer la calidad de algunos embriones.

También, cuando la baja reserva de ovocitos se asocia a la edad, encontramos más alteraciones en el citoplasma del ovocito (cuerpos residuales, vesículas, vacuolas…) que pueden asociarse a una disminución del potencial y viabilidad de ese óvulo, pudiéndose ver comprometida la capacidad de autorreparación del embrión si no se fecunda con un espermatozoide de buena calidad.

8. ¿Tener muchos ovocitos implica mejor calidad embrionaria?

No, no debemos confundir cantidad con calidad.

Un número elevado de ovocitos muchas veces se asocia a ovarios poliquísticos que pueden hacer que los ovocitos presenten una calidad subóptima. Por otro lado, cuantos más ovocitos haya, mayor será el tiempo de manipulación en el laboratorio para prepararlos, evaluarlos y fecundarlos. Estos procesos se realizan fuera del incubador y el estrés que pueden sufrir será mayor cuanto mayor sea la cantidad de óvulos.

9. ¿Afecta la vitrificación de los embriones a su calidad?

No, en la mayoría de los casos. Hay que tener en cuenta que todo procedimiento físico en el que se manipule un embrión puede afectar su viabilidad. La vitrificación de embriones es un procedimiento en el que el embrión sufre un estrés inevitable: exposición a crioprotectores, bajada súbita de la temperatura (de 37°C a -190°C) y a la inversa en el proceso de desvitrificación. Un Embriólogo bien entrenado y con experiencia puede minimizar este estrés durante la manipulación, evitando que la calidad se vea afectada.

Por otra parte hay embriones (pequeño porcentaje) en los que, por las características de permeabilidad en membranas celulares, se observa una mayor sensibilidad a la vitrificación, pudiendo verse afectada su viabilidad.

En general podríamos decir que las probabilidades de embarazo no se ven afectadas por el uso de embriones desvitrificados siempre y cuando los criterios para la vitrificación de los embriones sean acertados.

10. ¿Es similar la calidad de los embriones procedentes de ovocitos en fresco a la de los ovocitos vitrificados?

No, no todos los ovocitos presentan la misma resistencia a la vitrificación y es frecuente encontrar algunas alteraciones morfocinéticas que pueden hacer bajar la calidad de algunos embriones. Para solventar esto se precisa disponer de un número aceptable de ovocitos que permita, tras desvitrificación y fecundación mediante ICSI, obtener al menos uno o dos embriones que alcancen el estadio de blastocisto (seis ovocitos como mínimo cuando son de donante). Cabe decir que esta técnica está avanzando mucho y las tasas de supervivencia y viabilidad son cada vez mayores.

11. ¿Si no tengo embriones de alta calidad debo de transferirme más de uno?

Existe un efecto coadyuvante (ayuda mutua) cuando dos o más embriones se cultivan juntos, este efecto parece que también persiste en el momento de implantar cuando dos o más embriones son transferidos al útero. Por tanto, transferir más de un embrión viable aumenta la probabilidad de que alguno de ellos o más de uno implanten.

Sin embargo, hay que tener en cuenta que un embarazo múltiple es siempre un embarazo de riesgo, por lo que nuestro ginecólogo nos aconsejará transferir un único embrión.

No obstante, hay casos especiales en los que teniendo embriones de baja o pobre calidad, previa evaluación de las condiciones físicas de la mujer para soportar un embarazo múltiple, se pueden transferir dos embriones siempre que la pareja esté dispuesta asumir las consecuencias de un, más o menos probable, embarazo múltiple.

12. ¿Qué criterios siguen los embriólogos a la hora de decidir si un embrión se congela o no?

La evaluación de la calidad de los blastocistos se realiza en base a determinados criterios biológicos, independientemente de la calidad que hayan tenido en días anteriores. Un embrión que en los primeros días fue tipo C podría dar lugar a un blastocisto y pasar a tener un grado A y viceversa, un embrión tipo A podría no formar un blastocisto de buena calidad e incluso dejar de ser viable.

Los criterios de exclusión para la vitrificación dependen de cada laboratorio y de condiciones particulares de cada pareja; el embriólogo decidirá la vitrificación o no de un embrión en base a su viabilidad de modo que aquellos que, por sus características celulares, no tengan probabilidad de sobrevivir al proceso de vitrificación y desvitrificación serán descartados cuando no transferidos.

13. ¿Es mejor transferir los embriones al segundo o tercer día o en estadio de blastocisto?

El mejor medio para cultivar un embrión es el propio útero, por mucho que tratemos de igualar las condiciones intrauterinas con equipos y medios de cultivo sofisticados que, sin duda, cada vez son más efectivos. No obstante, cuando tenemos más de un embrión viable es preciso hacer un seguimiento de su evolución para poder seleccionar aquel con mayor posibilidad de implantar y dar un embarazo a término y esto no se puede hacer dentro del útero, por lo que es necesario cultivar los embriones en el laboratorio de FIV hasta el momento de tener la certeza de cuál es el candidato. Por tanto, cuando, por exclusión de los embriones no viables, el embriólogo tiene claro cuál es el embrión candidato, la transferencia puede adelantarse al segundo o tercer día, de ese modo el embrión sufrirá menos estrés y también ahorraremos los costes de un cultivo prolongado a la receptora. Si tenemos más de un embrión viable sí se recomienda el cultivo hasta blastocisto, ya que dispondremos de mucha más información sobre la viabilidad de los embriones y podremos hacer una selección más eficaz y aumentar la probabilidad de éxito.

14. ¿El análisis genético de los embriones mejora mis posibilidades de embarazarme?

El análisis genético de los embriones para la detección de alteraciones cromosómicas se usa para discriminar aquellos embriones que pueden presentar algún defecto cromosómico y no mejora la calidad de los embriones (salvo por el hecho indirecto de realizarles una eclosión asistida). Cuando transferimos embriones seleccionados con esta técnica reducimos la probabilidad aborto temprano y aportamos mayor seguridad a la receptora; no obstante, corremos el riesgo de excluir embriones sanos (la fiabilidad ronda el 80%) e incluso de no llegar a transferir ninguno. Estas técnicas requieren mayor manipulación de los embriones, lo que aporta un mayor grado de estrés para ellos y suponen un aumento muy notable en el coste del tratamiento. Antes de recurrir a este tipo de técnicas es conveniente hacer un balance de coste y beneficios personalizado.

16

Fallo de implantación

Dres. Carmen Ochoa Marieta, Sara Lucas Tora, Alberto Muñoz Solano

¿SABÍAS QUÉ... ?

La implantación del embrión en el útero puede fallar repetidamente.

No siempre que se coloca un embrión dentro del útero o matriz se producirá el embarazo. Existen situaciones en las que el embrión no consigue implantar y en consecuencia no se producirá la gestación. Cuando esto ocurre repetidamente podemos hablar de lo que denominamos fallo repetido de implantación.

Definir qué es el fallo repetido de implantación es difícil, dado que no existe una única definición, pero todos coincidimos en que independientemente del número de transferencias fallidas siempre nos estaremos refiriendo a mujeres de menos de 38 años, con embriones de buena calidad y sin patología conocida que comprometa su fertilidad, como sería la endometriosis, el hidrosalpinx u otras enfermedades.

Mas allá de lo que sería el fallo repetido de implantación, es bueno saber que no siempre que se transfiere un embrión al útero se consigue la gestación, sin que lo podamos definir como un fallo repetido de implantación. De hecho, la naturaleza tampoco consigue la gestación cada vez que se tienen relaciones con intención fecundante. Estando en una cifra inferior al 30%, la probabilidad de embarazo por cada ciclo de la mujer.

1. Implantación embrionaria.

La implantación de un embrión en el útero depende de dos factores fundamentales:

- De la calidad embrionaria.
- Del estado de salud y momento oportuno del endometrio.

1.1. Calidad embrionaria:

La calidad embrionaria depende a su vez de otras dos variables que son el gameto femenino (óvulo) y el gameto masculino (espermatozoide). Y si nos referimos a situaciones in vitro, debemos añadir también las condiciones del cultivo embrionario.

Estas variables condicionarán la calidad del embrión tanto desde el punto de vista heredado, como espontáneo o de Novo.

La calidad ovocitaria puede verse alterada por la existencia de patologías en la mujer y también por la edad. Estas situaciones pueden producir alteraciones celulares en el núcleo y citoplasma del óvulo, las cuales induzcan defectos embrionarios.

El embrión vive hasta el día 3º de su desarrollo del óvulo y a partir de ese día es cuando vivirá de su propio genoma. Es por esto, que no todos los embriones conseguirán llegar al estadio de blastocisto, estadio en el cual se produce la implantación en el útero.

El espermatozoide también puede presentar alteraciones celulares, al igual que el óvulo y estas pueden afectar a su cabeza, a su núcleo, a su pieza intermedia y a su cola. Cualquiera de estas alteraciones puede comprometer la calidad del embrión, en definitiva, su viabilidad.

Las alteraciones de la cabeza y cola espermática producirán alteraciones en el mecanismo de la fecundación; las alteraciones del núcleo pueden producir embriones desequilibrados cromosómicamente y embriones con una morfo cinética alterada y las alteraciones de la pieza intermedia tendrán que ver con las divisiones celulares, dado que el espermatozoide es quien aporta los centriolos al óvulo durante el proceso de fecundación y estos son responsables de las divisiones celulares sucesivas del embrión. Además de ser el origen de todos los centriolos que forman parte de las células del nuevo individuo.

No debemos olvidar las alteraciones de Novo que puede tener un embrión que ha partido de dos gametos, en teoría, competentes y que inducirían en ocasiones a alteraciones cromosómicas, alteraciones genéticas y alteraciones celulares.

A partir del momento de la fecundación, el zigoto o pre embrión comenzará a realizar una serie de divisiones mitóticas complejas, pasará a 2 células a las 27 horas, 4 células a las 43-45 horas, 8 células a 67-69 horas, mórula a las 90-94 horas y blastocisto a las 114-118 horas. Estos tiempos junto con una morfología adecuada nos van dando idea de la calidad embrionaria.

Desarrollo embrionario humano desde una célula hasta blastocito.

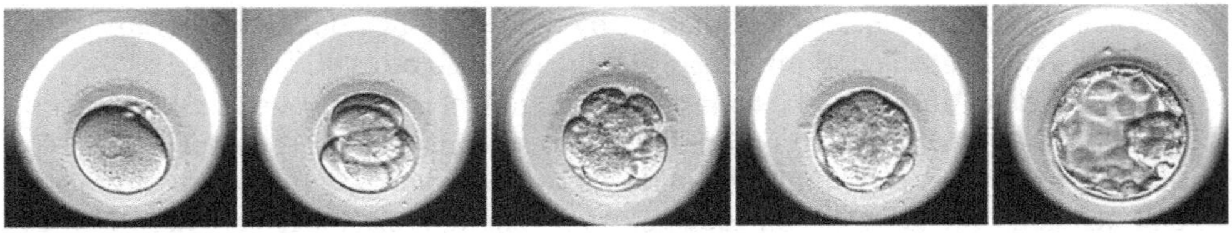

+16-18h | +43-45h | +67-69h | +90-94h | +114-118h

Pero la calidad de un embrión va más allá de su morfología y de su ritmo de división o morfo cinética, implica competencias genéticas, cromosómicas y funciones celulares complejas.

Sabemos que, de manera general, los embriones con alteraciones cromosómicas, es decir aneuploides, implantan menos que los embriones que no tienen alteraciones cromosómicas, es decir euploides, y si lo hacen, con mayor frecuencia dan lugar a abortos del primer trimestre de embarazo.

Por lo tanto, vemos la gran importancia de la salud embrionaria en la consecución de la gestación.

1.2. Calidad endometrial.

El embrión debe de asentar sobre un endometrio preparado y receptivo que sea capaz de acogerlo y, ambos, realizar las funciones para las que están encomendados, que serán la implantación, placentación y desarrollo de la gestación.

El endometrio sólo está preparado para recibir al embrión unos días concretos; a este periodo de tiempo se le denomina ventana de implantación. Esta ventana supone la expresión de los genes involucrados en el proceso de proliferación endometrial y la respuesta inmune materna asociada a la implantación embrionaria.

Entre el 75 y 80% de las mujeres tienen la ventana de implantación dentro de los días teóricos pre establecidos, que son entre 5 y 5,5 días tras el inicio de la transformación endometrial, pero algunas mujeres tienen esta ventana desplazada, bien acortada o bien alargada. En estas situaciones habrá que adecuar el día de la transferencia del embrión al útero, al momento en el que la ventana esté abierta y por tanto el endometrio receptivo.

Además de un endometrio receptivo necesitamos un endometrio competente en sus funciones.

El endometrio es el único tejido humano con neo vascularización no patológica. Dado que sufre una regeneración cíclica mensual y descamación con cada regla, durante los años de edad reproductiva. Y durante la gestación, necesitaremos un endometrio que mantenga su capacidad angiogénica para permitir el desarrollo de las primeras vellosidades coriales en el proceso de implantación, y de la placenta como órgano de intercambio de oxígeno y sustancias nutritivas entre la madre y el feto, durante el periodo de placentación.

Estas funciones pueden verse alteradas por situaciones inflamatorias sintomáticas o asintomáticas y en ese caso la receptividad también podría verse alterada. Los procesos inflamatorios crónicos pueden inducir alteraciones inmunológicas y estas, alteraciones de la receptividad y de la funcionalidad del endometrio, lo que conduciría a un fallo repetido de implantación o a abortos de repetición.

Se sabe que el inmunofenotipo (propiedad que posee una célula según el tipo de antígenos o marcadores en su superficie) es diferente entre las mujeres fértiles y las mujeres con infertilidad y autoinmunidad. Lo que se puede medir a nivel endometrial, mediante el recuento de células Natural Killer (NK). NK citotóxicas, NK angiogénicas y macrófagos.

La flora bacteriana que forma parte de nuestro cuerpo se adquiere desde la vida intraútero pasando por la infancia, adolescencia y vida adulta; a esta flora saprofita se la denomina microbioma y este microbioma regula el sistema inmune, el metabólico y el sistema neurológico.

El tipo de microbioma depende de múltiples factores, entre los que podemos destacar los factores genéticos, ambientales y nutricionales.

Existe una simbiosis entre el microbioma normal y la tenencia de un metabolismo normal, un sistema inmune normal y una piel y mucosas sanas.

Situaciones como la obesidad, tabaquismo, sedentarismo, hipertensión, diabetes, producen inflamación y en consecuencia alteración en la funcionalidad del endometrio.

Existe una estrecha relación entre nuestro intestino y nuestro cerebro y a su vez sobre el endometrio. El estrés y las emociones actúan sobre el cerebro, y éste a través del sistema nervioso actúa sobre el intestino alterando la composición del microbioma.

La alteración del microbioma, la disbiosis, produce inflamación, aumento de la permeabilidad intestinal y autoinmunidad. Esta situación se traduce en un déficit de nutrientes que llegan al torrente circulatorio y la posible aparición de alergias e intolerancias alimentarias. El endometrio es una mucosa y se verá también alterado, no pudiendo, por tanto, realizar sus funciones. En estos casos, el hecho de no permitir la implantación se podría considerar como una defensa del mismo, por no ser capaz de realizar correctamente su función en el mantenimiento de la gestación.

Pero no solo influye en la implantación lo hasta ahora comentado; situaciones relativas a procesos patológicos como la endometritis, la adenomiosis, el hidroxalpinx, la existencia de pólipos endometriales, miomas, anomalías morfológicas del útero y algunas otras situaciones pueden interferir con la implantación.

La historia clínica o anamnesis meticulosa ayudada por técnicas de imagen como la ecografía pueden ayudarnos a establecer un diagnóstico de sospecha a partir del cuál indiquemos otras técnicas como la biopsia endometrial, o técnicas quirúrgicas como la histeroscopia o la laparoscopia, en función de necesidad. Todo esto sin olvidar las situaciones sistémicas de la mujer como son la existencia de trombofilias, translocaciones del cariotipo y enfermedades generales que pueden dificultar la consecución de la gestación, produciendo fallos repetidos de implantación.

La implantación no es exclusivamente un proceso local, es un proceso modulado por el estado de salud general de la mujer y como tal debe de ser valorado, dado que el endometrio es un importante biosensor de este estado de salud.

Actualmente disponemos de herramientas que, entre otras, sirven para diagnosticar receptividad endometrial, endometritis, microbioma, funcionalidad endometrial, así como para valorar situaciones de probabilidad de compatibilidad entre los progenitores.

Estas herramientas nos aportan el diagnóstico y con ello, la posibilidad de tratamiento y reparación de la alteración existente, siendo estas actuaciones dirigidas a resolver la inflamación sistémica y la funcionalidad endometrial.

También disponemos de técnicas que nos ayudan a seleccionar el embrión más competente. Los sistemas de cultivo embrionario junto con técnicas de diagnóstico genético invasivas y no invasivas, nos proporcionan información para seleccionar el embrión con más posibilidades de implantar, estableciendo de esta manera un orden de prioridad entre los embriones a transferir, lo que supondría un acortamiento del periodo de tiempo necesario para conseguir la gestación.

No todos los embriones que se transfieren al interior del útero implantan, y no es lo mismo esta situación que la definida como fallo repetido de implantación, por eso es importante valorar cuándo nos encontramos ante un proceso porcentual de fallo de éxito de la técnica o cuándo estamos ante un fallo repetido de implantación, situación en la que se deberá establecer una estrategia de estudio con finalidad diagnóstica y terapéutica si fuera posible, antes de continuar con la repetición sistemática de transferencias de embriones.

Será tu equipo bio médico quien en conjunto valorará ante qué situación nos encontramos y qué estrategia diagnóstico/terapéutica debe realizarse.

17

Aborto de repetición

Dres. Luis Rodríguez-Tabernero Martín, Elena García García

¿SABÍAS QUÉ... ?

Se acepta como definición actual de **aborto de repetición o recurrente (AR)** la pérdida de dos o más gestaciones clínicas antes de la semana 22 de embarazo. No se considera necesario que las pérdidas gestacionales sean consecutivas puesto que la existencia de una causa responsable del aborto no tiene que provocarlo obligatoriamente siempre.

El *aborto de repetición* y la *pérdida gestacional recurrente* son diagnósticos asimilables, pero la pérdida gestacional recurrente es un concepto más amplio que no solo incluye los abortos clínicos de menos de 22 semanas, sino también los embarazos ectópicos (extrauterinos) y las muertes fetales más tardías. Además, es un diagnóstico menos agresivo para la paciente.

El 1-2% de las parejas en la población general presentan abortos de repetición. La probabilidad de que una pareja tenga un primer aborto (aborto espontáneo) es de un 15% es decir una de cada 6 gestaciones termina en aborto. La probabilidad para una mujer de tener un segundo aborto (AR) tras haber tenido un aborto espontáneo previo oscila entre un 20-25%.

1. ¿Hay algún factor de riesgo conocido para el aborto de repetición?

El principal factor de riesgo para el AR y para volver a abortar es **la edad de la mujer**. Así una mujer menor de 30 años con tres abortos previos tiene un 25% de probabilidades de volver a abortar frente al 52% si la mujer tiene más de 40 años.

El otro factor de riesgo conocido en el AR es **el número de abortos previos**. A cualquier edad a mayor número de abortos más probabilidades de volver a abortar.

2. ¿Tiene mal pronóstico el aborto de repetición?

El AR es una situación muy angustiosa para las mujeres y sus parejas, pero también para los profesionales que las atienden. Sin embargo, el pronóstico general es bueno y el 50-70% de todas las pacientes con AR terminarán logrando una gestación a término en muchas ocasiones de forma espontánea y sin necesidad de tratamientos.

3. ¿Qué síntomas presenta el aborto de repetición?

Los síntomas del AR son los mismos del aborto espontáneo: sangrado y dolor pélvico en una mujer embarazada con antecedente de un aborto previo suelen ser los síntomas más frecuentes de consulta. En otros casos no hay ningún síntoma y la pérdida gestacional se diagnostica con una ecografía en el transcurso de una revisión rutinaria (aborto diferido).

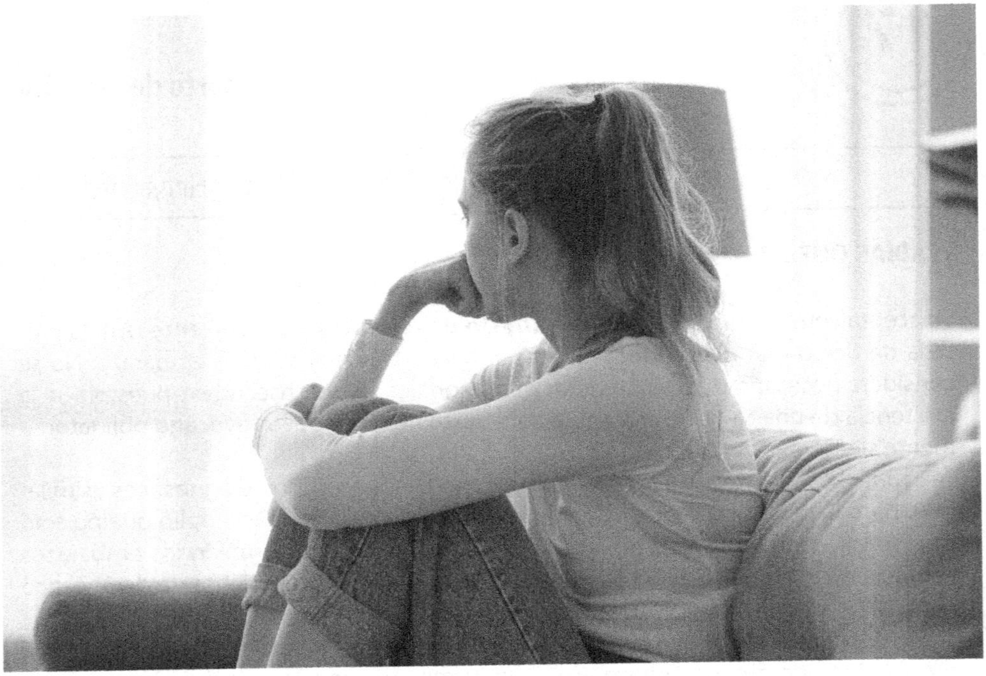

4. ¿Cuáles son las causas demostradas que provocan aborto de repetición?

Se han propuesto multitud de causas como responsables del AR, pero según los estudios actuales solo dos de ellas se consideran causas demostradas por la Medicina Basada en la Evidencia:

4.1. Causas genéticas. La mayoría de los abortos 50-60%, se producen por alteraciones cromosómicas embrionarias. Estas alteraciones pueden ser:

- **Heredadas de los padres** si estos tienen algún defecto cromosómico en el cariotipo (traslocaciones, inversiones, delecciones, etc). La probabilidad de esta alteración en el cariotipo de los progenitores es pequeña, alrededor del 5%.

- **Alteraciones de Novo** son anomalías cromosómicas muy frecuentes que se producen en el momento de la separación de los cromosomas en el óvulo o en el espermatozoide y que por lo tanto son esporádicas no heredadas.

4.2. Síndrome Antifosfolípido. Se trata de una trombofilia (trastornos de la coagulación que provoca un desequilibrio hacia el predominio de la coagulación y riesgo de trombosis). Es adquirida no genética y de causa autoinmune. Provoca el 10-15% de los casos de AR. Su tratamiento reduce la probabilidad de un nuevo aborto.

5. ¿Qué otros problemas se han relacionado con el aborto de repetición?

De entre las múltiples patologías relacionadas con el AR destacan las siguientes:

5.1. Factores anatómicos. Son alteraciones uterinas que pueden ser congénitas o adquiridas.

- **Útero septo**: la cavidad uterina presenta un tabique fibroso que la divide en dos partes dificultando la implantación, el desarrollo embrionario y aumentando el riesgo de incompetencia cervical.

- **Síndrome de Asherman:** se caracteriza por adherencias que se forman entre las paredes de la cavidad uterina cuando se destruye la mucosa (endometrio) por legrados, cirugías o infecciones.
- **Miomas o pólipos intracavitarios:** si están dentro de la cavidad se han relacionado con el aborto de repetición. Al contrario, miomas de mayor tamaño que no afectan a la cavidad no parecen tener tanta importancia.

5.2. Factores endocrinos. La obesidad, el síndrome de ovarios poliquísticos o los niveles alterados de las hormonas tiroideas o glucosa son factores de riesgo, pero a día de hoy no se reconocen como causas de AR ya que siempre se estudian y se corrigen después de un primer aborto.

5.3. Trombofilias. Son patologías de la circulación sanguínea que predisponen a la paciente a sufrir trombosis. Si se producen esos trombos durante la implantación y la formación placentaria, pueden provocar AR, pero sobre todo alterar el crecimiento embrionario y provocar riesgo de preeclamsia (hipertensión durante la gestación).

5.4. Factores inmunológicos. Para una adecuada implantación y evolución embrionaria es necesario que la madre reconozca al embrión y desarrolle una respuesta inmunitaria correcta, ya que, si el organismo reacciona rechazando el embrión en lugar de protegerlo, se puede producir un aborto. Siendo un factor muy importante, a día de hoy, no hay pruebas adecuadas para estudiarlo ni tratamientos que hayan demostrado su efectividad.

5.5. Infecciones. Muchas infecciones maternas podrían provocar un aborto espontáneo, pero solo la sífilis podría pasar desapercibida y provocar AR. Sin embargo, en los países desarrollados, ante cualquier embarazo se solicita una analítica para descartar estas infecciones, por lo que hoy en día no se consideran causas de AR.

5.6. Endometritis crónica. Es una infección de la mucosa de la cavidad uterina (endometrio) que puede pasar desapercibida al no dar clínica o clínica muy leve y por lo tanto podría provocar AR. No es una causa demostrada y es más factible que impida el embarazo (fallo de implantación) más que provocar abortos.

5.7. Factor masculino. La edad avanzada del padre o las alteraciones espermáticas con incremento del porcentaje de espermatozoides con un número alterado de cromosomas o la fragmentación del DNA seminal son teóricas causas de AR no demostradas y no deben estudiarse de rutina.

6. Me han diagnosticado Aborto Recurrente Idiopático. ¿Qué significa?

Hasta hace pocos años ante el diagnóstico de AR se solicitaba una gran cantidad de pruebas diagnósticas analíticas, pruebas genéticas, trombofilias, estudios inmunológicos, ecografías, histeroscopias, etc. Sin embargo, en muchos de los casos un 50-75% de las veces no se encontraba ninguna causa responsable de los abortos y se hacía el diagnóstico de AR idiopático.

7. ¿Cuál es la forma más adecuada de actuar ante un aborto recurrente?

Hoy sabemos que cuando una mujer presenta un 2º aborto y mucho más si se trata de un 3º o 4º aborto, la prueba esencial que se debe realizar es el *estudio genético del embrión*. Este estudio nos va a informar si el embrión era cromosómicamente anormal (casi el 70% de los abortos) o se trataba de un embrión cromosómicamente sano (euploide).

En el caso de embriones euploides tendremos que aplicar el protocolo completo de estudio. Después de combinar el estudio genético del embrión y el protocolo de estudio, menos del 10% de los casos de AR quedan sin diagnóstico; éste es el *verdadero AR idiopático.*

8. ¿Qué pruebas diagnósticas son imprescindibles si tengo abortos de repetición?¿Cuál es el protocolo diagnóstico propuesto por la Sociedad Española de Fertilidad (SEF)?

El protocolo de estudio del AR propuesto por la SEF es el siguiente:

- Estudio de los restos abortivos.
- Cariotipo a los padres.
- Estudio del Síndrome Antifosfolípido (Anticoagulante lúpico y anticardiolipinas).
- TSH preconceptiva.
- Valoración de cavidad uterina con ecografía 3D y si fuese necesaria histeroscopia.
- Trombofilias sobre todo en abortos de 2º Trimestre: mutación del Factor V Leiden y mutación 20210A del gen de la protrombina.

9. ¿Qué tratamientos han demostrado ser efectivos si tengo abortos de repetición?

Pocos tratamientos han demostrado ser efectivos en el AR. Los más importantes son la cirugía de los miomas o el septo uterino en las alteraciones anatómicas que afectan a la cavidad uterina, el tratamiento con Aspirina a dosis bajas combinada con la Heparina de Bajo Peso Molecular (HBPM) en el síndrome antifosfolípido y el uso de progesterona vaginal en los verdaderos casos de AR idiopático.

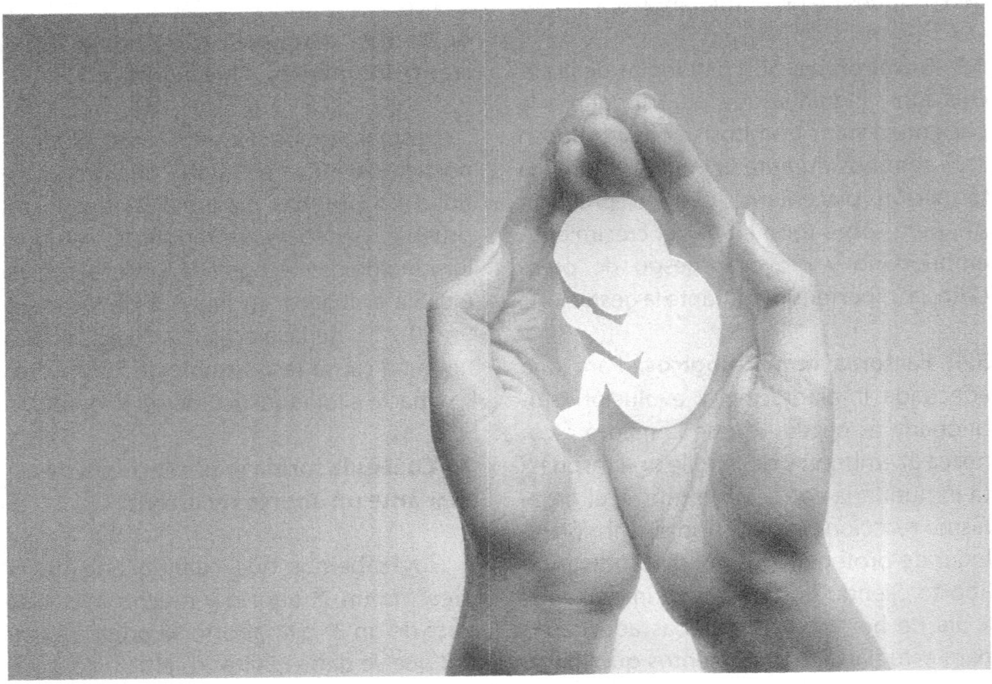

10. ¿Qué puedo hacer si tengo una anomalía en el cariotipo?

Cuando uno de los miembros de la pareja es portador de una alteración en el cariotipo (traslocaciones, inversiones, delecciones) siempre se debería realizar un **consejo genético**. Las probabilidades de tener un nuevo aborto son mayores, pero no significa que todas las gestaciones que se logren vayan a terminar en aborto.

Dependiendo del número de abortos, del tipo de alteración cromosómica, del tiempo que hayan necesitado para conseguir una nueva gestación, de la situación emocional de la pareja y de la edad de la mujer, se puede optar por una actitud expectante ya que las probabilidades de éxito gestacional son altas, incluso las mismas que realizando estudio genético preimplantacional PGT-A, pero con este tratamiento sí conseguiremos disminuir el riesgo de tener nuevos abortos y acortar el tiempo necesario hasta lograr un recién nacido sano.

11. Si he tenido abortos de repetición y tengo un nuevo aborto, ¿cómo puedo realizar el estudio cromosómico del embrión?

En esa situación debería ser obligatorio realizar el cariotipo embrionario; para ello se pueden recoger restos directos del embrión realizando una histeroscopia antes del legrado o más sencillo aún con las técnicas citogenéticas modernas, seleccionando de los restos del legrado parte del material abortivo (vellosidades coriales) y recogiendo una muestra de sangre materna para evitar errores diagnósticos y confundir el material genético del embrión con el de la madre. De esta manera, los resultados hoy en día son muy fiables.

Algunos trabajos de investigación han demostrado que buscando el DNA fetal en sangre materna se puede diagnosticar con una alta fiabilidad si el embrión era sano (euploide) o anómalo (aneuploide). Es muy posible que en los próximos años ésta sea la forma ideal de iniciar el estudio en los casos de AR.

12. ¿Qué me aporta el Diagnóstico Genético Preimplantacional de Aneuploidías (PGT-A) si tengo abortos de repetición?

El PGT-A en un ciclo de FIV/ICSI permite seleccionar embriones sanos (euploides) para ser transferidos al útero. De esta forma se reducen las probabilidades de nuevos abortos en pacientes con AR. No obstante, hay que explicar a las parejas que a día de hoy el PGT-A no ha podido demostrar un beneficio en la tasa de nacido vivo. Este "no beneficio clínico" viene motivado porque muchas parejas no logran tener ningún embrión euploide y por lo tanto no podrán lograr un embarazo, pero al menos sí que podrán evitar volver a abortar, lo que supone un gran descanso emocional.

13. ¿En qué casos de abortos de repetición está indicado realizar un PGT-A?

El PGT-A estaría indicado cuando se realiza una **adecuada selección de los casos**:

- AR con abortos de causa genética.
- Mujeres con AR e indicación de FIV/ICSI.
- Mujeres ≥38 años con reserva suficiente. La edad aumenta la tasa de embriones aneuploides que se sumaría al riesgo propio del AR.

18 La donación de óvulos (D.O.) y cuándo pasar de la FIV a la donación de óvulos

Dr. Javier Nadal Pereña

¿SABÍAS QUÉ... ?

1.- Al nacer, todas las mujeres tienen entre sus 2 ovarios más de un millón de óvulos, pero en el momento que tiene su primera regla ya sólo le quedan menos de la mitad.
2.- Con cada ciclo menstrual, la mujer gasta entre 1500 y 2000 óvulos, de los cuales sólo madura uno
3.- La máxima probabilidad mensual de tener un hijo en parejas sin ningún problema de fertilidad, entre los 18 y 24 años, es de un 18 al 25%.
4.- Con el paso del tiempo disminuye tanto el número como la calidad de los óvulos, y por lo tanto su fertilidad. A los 40 años, la probabilidad mensual de embarazo es sólo del 5% (20% a los 30 años).
5.- La gran mayoría de los embarazos en mujeres de más de 42 años, son con ovocitos donados, NO con los suyos propios.
6.- La RESERVA OVÁRICA es el número de óvulos que tiene una mujer, y la BAJA reserva ovárica se define como la presencia de un escaso número de óvulos, ¿para lo que debería esperarse a una cierta edad de la paciente?
7.- Generalmente la Baja Reserva Ovárica NO da síntomas, pero estudiarla es un DATO DECISIVO, para tomar la mejor decisión.
8.- Con un simple análisis de sangre midiendo los niveles de hormonas como la FSH, el 17 Beta Estradiol y la hormona Anti-Mulleriana (AMH) y una ecografía, sabrás de una forma muy exacta cuál es el estado de tu Reserva Ovárica.
9.- La edad, operaciones previas en los ovarios, enfermedades como la endometriosis, y los antecedentes familiares de Menopausia Precoz, son factores que pueden provocar una rápida disminución de la Reserva Ovárica, e indicar que se deben tomar rápidas decisiones, a veces urgentes.
10.- A diferencia de las mujeres, los hombres al nacer NO tienen NINGÚN espermatozoide, ¿hasta que inician su pubertad?

1. ¿Qué es la Donación de Óvulos? (D.O.).

Es la técnica de Reproducción Asistida en la que el gameto femenino (óvulo) es aportado por una mujer distinta a la que recibirá el embrión resultante.

El primer embarazo obtenido por donación de óvulos con bebé vivo, fue en 1984 y a partir de esta fecha, estos tratamientos han aumentado de forma exponencial e imparable.

Muchas son las causas de este aumento:

- La justa incorporación de la mujer al mundo laboral.
- La crisis y la falta de empleo.
- La inseguridad económica, agravada por la Covid-19.
- La aparición de nuevos modelos de familia monoparentales.
- El deseo de las mujeres de retrasar su primera maternidad.

Además, la realidad en nuestro país desde 2015, es que se está observando un crecimiento vegetativo negativo: más defunciones que nacimientos.

Por otro lado, debe conocerse que la donación de óvulos, es la técnica que ofrece los mejores resultados de todas las TRA, superando el 50%.

Probabilidad de embarazo mensual natural según la edad

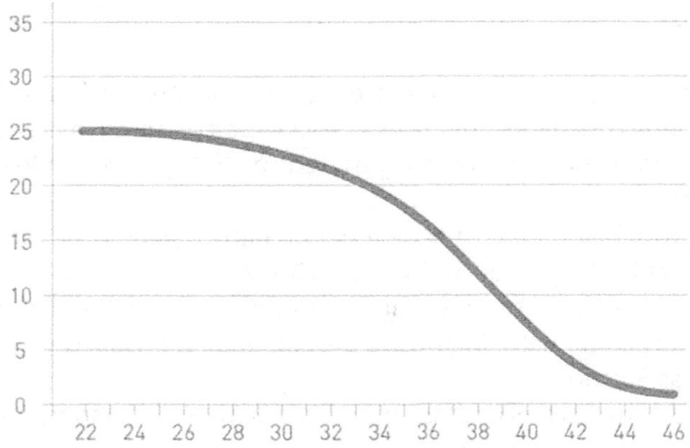

Adaptado de Johnson JA et al. JOGC 2012; 34:80

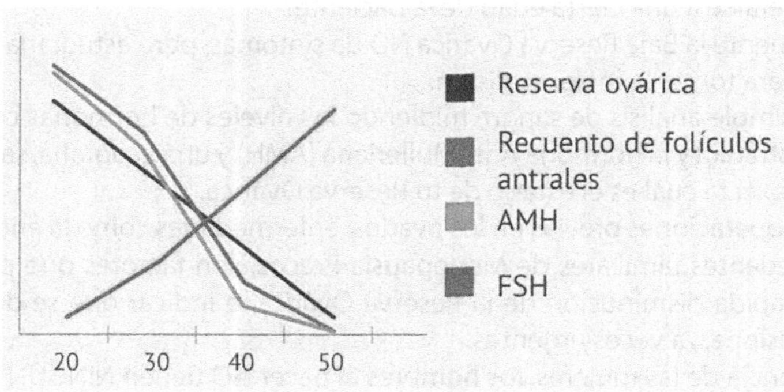

2. ¿Quién puede ser donante de óvulos?

La Ley Española determina que las D.O. deben tener más de 18 años y menos de 35 años, y debe disponer de plena capacidad de obrar.

Las donantes tienen que estar informadas de todos los diferentes aspectos del programa y dar su consentimiento por escrito, antes de realizar la donación, mediante un contrato (Consentimiento Informado) entre la donante y el Centro homologado.

Este contrato podrá ser siempre revocado por la donante, en los términos que indica la Ley (artículo 5.2 de la Ley 14/2006).

Las donantes no pueden haber generado más de 6 descendientes en España.

Las donantes tienen que estar sanas y no tener historia sugestiva de enfermedad psíquica o física hereditaria, ni antecedentes familiares de cromosomopatías, genopatías ni metabolopatías, según un amplio estudio que se les ha de practicar.

3. Compensación económica.

La Ley 14/2006 dice en su artículo 3:

La Donación de células reproductoras para las finalidades autorizadas, será VOLUNTARIA y ALTRUISTA, no pudiendo percibir contraprestación económica o remuneración alguna, ni por la donante ni por cualquier otra persona física ó jurídica, si bien se admite la existencia de una Compensación Económica resarcitoria, de acuerdo a lo establecido en dicha Ley y en el Real Decreto Ley 9/2014 de 4 de Julio.

La Compensación Económica nunca tendrá carácter lucrativo ni comercial, siendo la Comisión Nacional de Reproducción Asistida de la SEF (CNRA), quien determinará dicha compensación.

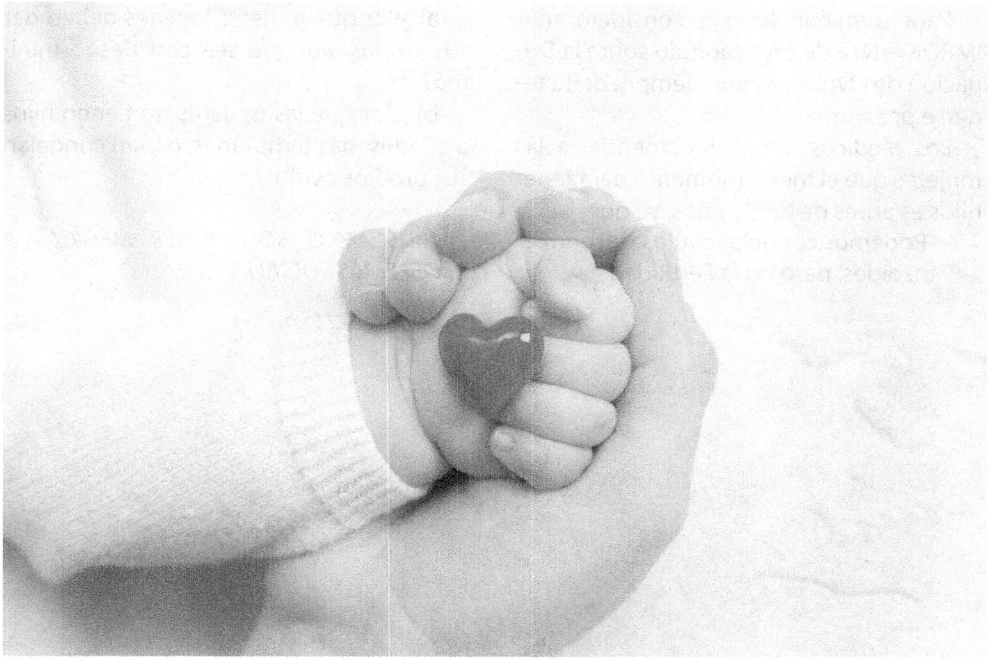

4. La estimulación en las Donantes de Óvulos.

Se realizará según 3 criterios básicos:

- Eficacia y experiencia de cada Centro.
- Rapidez, teniendo en cuenta que es un colectivo de mujeres muy jóvenes, trabajadoras y/o estudiantes, condicionadas por clases, exámenes, vacaciones.
- Características propias, ya que ellas no han de quedar gestantes y debe minimizarse cualquier riesgo, utilizando protocolos suaves.

5. Indicaciones más frecuentes de la Donación de Óvulos

- Fallo ovárico primario.
- Fallo ovárico prematuro.
- Menopausia Precoz.
- Pacientes con alteraciones genéticas.
- Abortadoras de repetición.
- Fallo repetido de Implantación (más frecuente en mujeres > 40 años).
- Mujeres con Endometriosis y/o Adenomiosis importantes que no responden a ningún tratamiento.

Insuficiencia ovárica primaria.

Cuando después de sucesivos ciclos de Fecundación In Vitro en los que teóricamente ya se debería haber logrado el embarazo, lo clasificamos como Fallo de Implantación.

En la actualidad se define como Fallo de Implantación, la transferencia de al menos 3 embriones de buena calidad en mujeres de hasta 37 años, o de 3 embriones aptos (euploides) estudiados con estudios genéticos en mujeres mayores de 37.

Para terminar, lo que considero más IMPORTANTE de este capítulo sobre la Donación de Óvulos, es que siempre debe tenerse presente que:

Los Médicos deben recomendar a las mujeres que el mejor momento para tener hijos es antes de los 35 años, ya que:

- "Podemos congelar óvulos y espermatozoides, pero no la Fertilidad".
- Es nuestra responsabilidad informar a la sociedad del gran impacto que tiene la EDAD en la Fertilidad.
- Sobre todo, deben evitarse las falsas expectativas, mediante la información basada en la población general que ya ha tenido descendencia.

Sin embargo, deberíamos preguntarnos y reflexionar sobre:

a) ¿Por qué mujeres jóvenes deben dar sus óvulos, aunque sea con riesgo mínimo?

b) ¿Por qué las mujeres no tienen hijos a edades más tempranas, o bien congelan sus propios óvulos?

"BUSCAMOS SOLUCIONES MÉDICAS A PROBLEMAS SOCIALES".

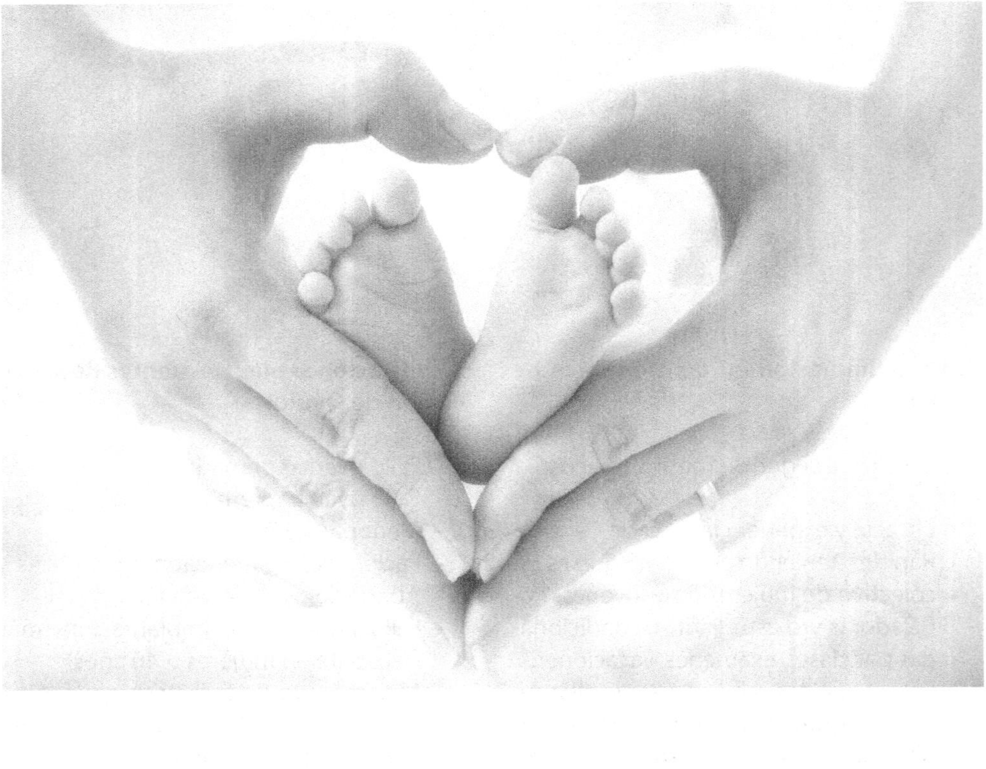

19

Maternidad subrogada

Dres. Israel O. Carmona Ruiz, Fátima E. García Candel

¿SABÍAS QUÉ... ?

El término subrogar se define como *"sustituir o poner a alguien o algo en lugar de otra persona o cosa"* (RAE). Por tanto, al hablar de maternidad subrogada, entendemos como el proceso por el cual una mujer lleva el embarazo del hijo(a) de otra persona.

De manera más popular, la mujer que lleva el embarazo no comparte ninguna relación genética con el bebé, y éste es concebido a través de Fecundación in Vitro (FIV), ya sea con gametos de los padres previstos o bien, de donante. No obstante, también existe la subrogación tradicional, en la cual la mujer que lleva el embarazo aporta su propio ovocito y la fecundación se realiza ya sea por inseminación intrauterina (IIU) o FIV. La subrogación tradicional es más compleja, tanto de manera legal, como ética; por ello, no es frecuentemente ofertada.

En el presente capítulo hablaremos sobre el primer caso, que es el más común, y resolveremos algunas de las dudas más frecuentes.

1. ¿Por qué se necesita de la maternidad subrogada?

Probablemente la indicación más frecuente para la maternidad subrogada sea que la madre prevista tenga una función normal de sus ovarios, pero carezca de útero. Esto puede ocurrir de manera genética (mujer que nace sin útero) o tras una histerectomía (cirugía para quitar el útero). Otras indicaciones no menos comunes son: alteraciones genéticas que dan lugar a úteros pequeños (incapaces de llevar un embarazo a término), aborto recurrente, tejido cicatrizal dentro de la cavidad del útero, y condiciones médicas que hacen del embarazo un riesgo para la vida de la madre prevista (lupus, cáncer de mama, enfermedad renal grave, preeclampsia grave, entre otras).

La maternidad subrogada también se ha aprobado en algunos países para su uso por individuos sin pareja, parejas homosexuales e incluso mujeres de edad avanzada para prevenir complicaciones por edad.

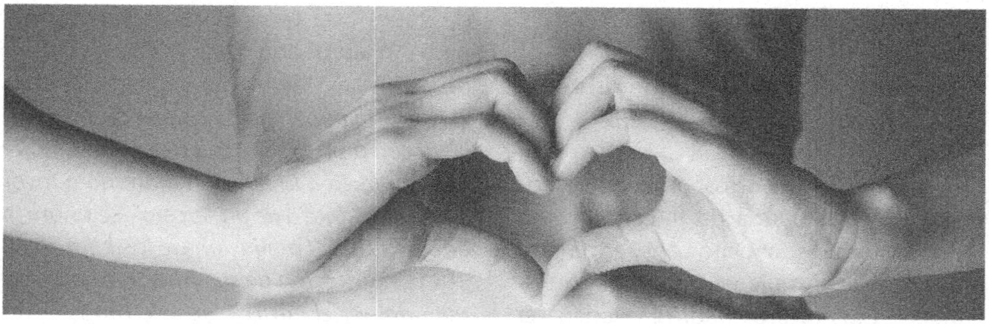

2. Consideraciones éticas.

Las consideraciones ético-legales han supuesto un importante impacto sobre la oferta y demanda del servicio. Hay que tomar en cuenta que el acceso a la maternidad subrogada está limitado en muchos países, mientras que en aquellos donde es permitido, las restricciones o el costo son tan elevados que los interesados terminan buscando opciones que mejor se ajusten a sus preferencias.

Todo esto resulta en el ya conocido "turismo médico" y hay un importante debate sobre los riesgos sociales, económicos, raciales y de explotación en las mujeres gestantes. Un ejemplo de esto lo vemos en la India, donde la práctica es común y el gobierno tuvo que restringir dicha práctica por la creciente preocupación de explotación a mujeres vulnerables.

La multitud de puntos de vista éticos y morales llevan a las ya mencionadas restricciones regionales y globales para acceder al proceso. Otro ejemplo lo tenemos en los Estados Unidos donde no todos los estados tienen leyes claras sobre la maternidad subrogada y el proceso formal de adopción que se necesita postparto. Algunos países permiten la maternidad subrogada altruista y con compensación económica (Rusia, India, Irán, Sudáfrica), otros solo procedimientos altruistas (Dinamarca) y otros la prohíben en todos los supuestos (Francia, Italia, China). Como se mencionó con Estados Unidos, hay otros países donde el proceso legal varía por estado (Australia y Canadá).

3. ¿Cómo se elige a la gestante subrogada?

A diferencia de otros procedimientos que involucran ayuda de terceros (como la donación de ovocitos, esperma y/o embriones), las mujeres gestantes suelen conocer a los futuros padres. Pueden ser familiares, amistades o voluntarias reclutadas a partir de agencias especializadas para ello. No existen leyes universales acerca de los criterios para escoger a la mujer gestante, aunque algunos criterios comunes son que la mujer gestante tenga al menos 21 años de edad, goce de buena salud y haya parido un bebé a término. No se recomiendan mujeres de edad avanzada dados los riesgos propios de un embarazo como lo son la diabetes gestacional y tensión alta en el embarazo, entre otros. Se recomienda que una mujer gestante lleve a cabo una evaluación completa de su salud y sea aconsejada sobre los posibles riesgos obstétricos.

4. ¿Y del papeleo?

Como se ha mencionado en repetidas ocasiones, las implicaciones legales son extremadamente importantes y delicadas. Por tanto, se recomienda un equipo multidisciplinario que incluya, además del equipo médico, psicólogos y abogados que participen en la elaboración del acuerdo entre las dos partes (mujer gestante y futuros padres) para una adecuada protección de ambas. Se sugiere que cada parte involucrada tenga un asesoramiento legal independiente.

5. ¿Qué pasa en España?

En España la maternidad por sustitución (como se denomina en la Ley sobre técnicas de reproducción humana asistida 2006) está reconocida como técnica, pero no aprobada. Según el artículo 10 de dicha Ley, "*Será nulo de pleno derecho el contrato por el que se convenga la gestación, con o sin precio, a cargo de una mujer que renuncia a la filiación materna a favor del contratante o de un tercero*". Se enuncia además que "*La filiación de los hijos nacidos por gestación de sustitución será determinada por el parto*". Y, por último, se reconoce que solo el padre biológico puede reclamar su paternidad: "*Queda a salvo la posible acción de reclamación de la paternidad respecto del padre biológico, conforme a las reglas generales*".

6. ¿Serán españoles los niños nacidos en otro país donde sí es legal?

Como se podrá consultar en la web del Ministerio de Asuntos Exteriores al referirse al tópico de Maternidad Subrogada, se hace alusión al artículo 10 de la Ley de Reproducción Asistida mencionado previamente. Esto supone que el proceso para inscribir al recién nacido como español, no se haga de manera directa. Como alternativa, se puede llevar a cabo la adopción internacional o bien, demostrar la paternidad por parte del padre y a partir de ahí, iniciar el proceso de nacionalidad española. Es por ello que se recomienda un asesoramiento legal completo y consultar las condiciones específicas del proceso, tanto en el país donde se pretenda llevar a cabo la maternidad subrogada, como la posición de la embajada española y las recomendaciones actuales sobre el tema.

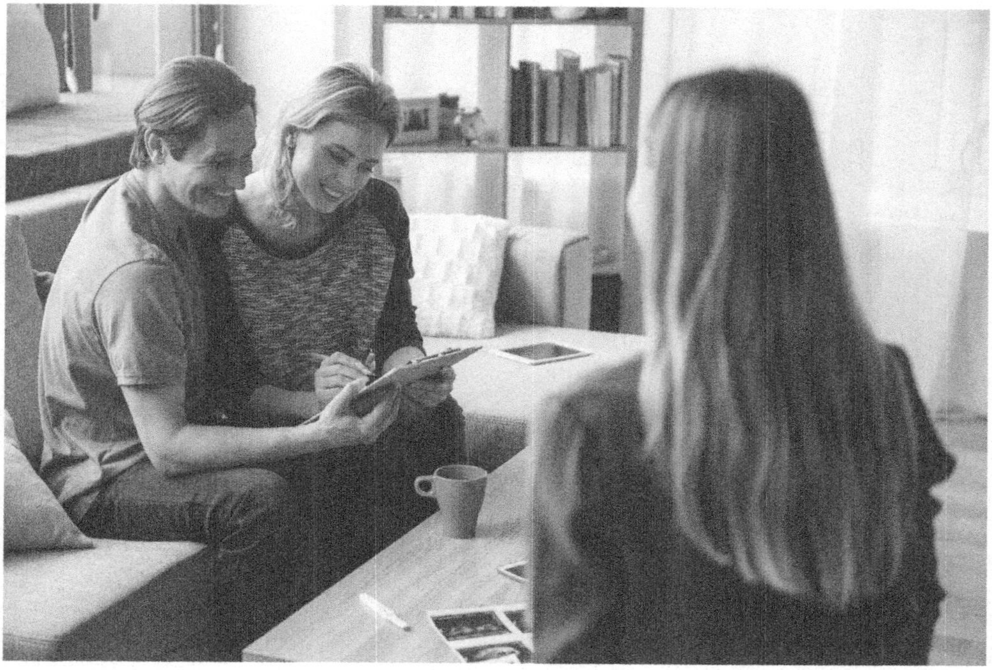

Reproducción Asistida
Tus preguntas, nuestras respuestas

Índice de capítulos

Índice de autores

Romeu Sarrió, Alberto
Ex-Jefe de Servicio de Ginecología y Reproducción.
Hospital Universitario La Fe de Valencia.
Ex-Presidente de la Sociedad Española de Fertilidad (SEF)

Alfonso Grasa, Javier
Duque Royo, Cristina C.
Duque Gallo, José A.
Unidad de Reproducción Humana Asistida.
Clínica Gobest. Zaragoza

Durán Salas, Ignacio
Aragón Albillos, Miguel
Castillo López, José L.
Unidad de Reproducción Humana Asistida.
Hospital Vithas Virgen Del Mar. Almería

Avilés Salas, Carmen
Gonzálvez Albaladejo, Elena
Unidad de Reproducción Humana Asistida.
Clínica Phi Fertility. Alicante

Carmona Ruiz, Israel O.
García Candel, Fátima E.
Unidad de Reproducción Humana Asistida.
Beacon Care Fertility. Irlanda

Castel Seguí, Ana Belén
Vila Homs, Laia
Unidad de Reproducción Humana Asistida.
Clínica IFER. Palma de Mallorca

Domínguez Arroyo, José Antonio
Carranza Maldonado, Nicole
Unidad de Reproducción Humana Asistida.
Clínica IERA. Badajoz y Lisboa

Forgiarini, Antonio
Quintero Espinel, Luis A.
Viñoles Ferreiro, Rita
Unidad de Reproducción Humana Asistida.
Clínica Imer. Valencia

Gilabert Estellés, Juan
Peñalver Gaspar, María
Barea García, Miguel
Hospital General Universitario de Valencia.
Departamento de Pediatría, Obstetricia y Ginecología.
Universidad de Valencia

Hernández Hernández, Juana
Rodríguez Gallego, Mª Victoria
Arizaleta Urarte, José A.
Unidad de Reproducción Humana Asistida.
Clínica Juana Hernández. Logroño

López Villaverde, Vicente
Martínez García Otero, Carlos
García Otero Reina, Rufino
Unidad de Reproducción Humana Asistida.
Embryocenter. Sevilla

Maldonado Ezequiel, Vicente
Sánchez León, María
Maza Ortega, María
Unidad de Reproducción Humana Asistida.
Clínica CARHA. Jaén

Medrano Martín, Paloma
Garrido Torrecilla, Antonio
Unidad de Reproducción Humana Asistida.
Clínica Medrano. Cádiz

Nadal Pereña, Javier
Unidad de Reproducción Humana Asistida.
Clínica Teknon. Barcelona

Ochoa Marieta, Carmen
Lucas Toca, Sara
Muñoz Solano, Alberto
Unidad de Reproducción Humana Asistida.
Clínica CER. Santander

Puente Gonzalo, Elena
Vega Jiménez, Mª Auxiliadora
Unidad de Reproducción Humana Asistida.
Clínica Fertia. Málaga

Rodríguez-Tabernero Martín, Luis
García García, Elena
Unidad de Reproducción Humana Asistida.
Vida Recoletas. Valladolid

Sanabria Rodríguez, Carmen
Suarez Vergara, Inés I.
Unidad de Reproducción Humana Asistida.
Clínica Sanabria. Granada

Saucedo de la Llata, Eric
Moraga Sánchez, María R.
López Reyes, J. Julián
Unidad de Reproducción Humana Asistida.
Clínica Imar. Murcia

Made in the USA
Monee, IL
08 November 2026

67383084R00066